中西医结合急诊内科
住院医师手册

李玉峰　王双玲 ◉ 主　编

U0216312

中国纺织出版社有限公司

图书在版编目（CIP）数据

中西医结合急诊内科住院医师手册 / 李玉峰，王双玲主编 . -- 北京 ： 中国纺织出版社有限公司，2023.10
ISBN 978-7-5229-0673-7

Ⅰ.① 中… Ⅱ.① 李…②王… Ⅲ.①内科－急性病－中西医结合－诊疗－手册 Ⅳ.① R505.97-62

中国国家版本馆 CIP 数据核字（2023）第 106117 号

责任编辑：樊雅莉 责任校对：高 涵 责任印制：王艳丽

中国纺织出版社有限公司出版发行
地址：北京市朝阳区百子湾东里 A407 号楼 邮政编码：100124
销售电话：010—67004422 传真：010—87155801
http://www.c-textilep.com
中国纺织出版社天猫旗舰店
官方微博 http://weibo.com/2119887771
天津千鹤文化传播有限公司印刷 各地新华书店经销
2023 年 10 月第 1 版第 1 次印刷
开本：880×1230 1/32 印张：8.25
字数：215 千字 定价：56.00 元

编委名单

主　　编　李玉峰　王双玲

副 主 编　韩文兵　于潇杰　张国庆

编　　委　（按拼音排序）

蔡治刚　丛光明　郭新杰　韩文兵

姜　旭　雷　敏　李小花　蔺文虎

刘庆萱　栾鲁先　梅　曼　王亚楠

王　阳　于潇杰　张　峰　张国庆

张米铮　朱德望

编委会秘书　张米铮

前　言

　　急诊医学是一个极具挑战性的医学专科，急诊科医师需要掌握急诊常见急危重症的理论、诊断和治疗等大量基础知识及临床实践，在面对急危重症时能够快速给予正确、及时的诊疗，这直接关乎患者的安危。

　　在临床急诊一线的工作及住院医师带教过程中，我们迫切感受到需要一本贴近临床实际、能够指导日常工作的"临床指导手册"，需要时可随时翻阅，不仅能省去查找资料的时间，也可为临床工作提供帮助，因此我们结合临床和教学工作需要编写了本书。

　　本书分为两章，第一章为症状鉴别诊断，第二章为诊疗常规。全书立足于临床实践，先以急诊症状为主线展开鉴别诊断；再针对急诊科常见疾病明确诊断并给出规范化的中西医治疗方案。全书从症状学、疾病学、中西医学等方面将急诊常见症、多发病进行详细论述。本书可供急诊科医师、内科医师、全科医师以及规培住院医师、进修医师、实习医师等参阅。

　　由于编写人员水平有限，编写时间仓促，不足之处在所难免，恳切期望各位读者指正。

编者

2023 年 5 月

目　录

第一章
症状鉴别诊断

一、发热

（一）定义

发热是指致热原作用下体温调节中枢功能障碍引起体温升高。

1. 体温升高

（1）口腔内舌下温度＞37.3℃。

（2）直肠内温度（肛温）＞37.6℃。

（3）腋温＞37℃。

2. 热型

（1）稽留热：体温持续于39～40℃达数天或数周，多见于大叶性肺炎、伤寒等急性感染性疾病。

（2）弛张热：体温24小时内波动达2℃，甚至更多，多见于败血症、肺炎、感染性心内膜炎、风湿热及恶性组织细胞疾病。

（3）间歇热：隔日或隔三日发热，多见于疟疾、局灶性化脓性感染。

（4）波状热：多见于布鲁菌病、恶性淋巴瘤及脂膜炎等。

（5）再发热：高热期与无热期各持续数天，多见于回归热、鼠咬热。

（6）不规则热：多见于流感、支气管肺炎、败血症及恶性疟等。

（二）病因

发热的原因很多，临床上可分为感染性与非感染性两大类，而以前者为多见。

1. 感染性发热（infective fever）

各种病原体如病毒、细菌、支原体、立克次体、螺旋体、真菌、寄生虫等引起的感染，不论是急性、亚急性还是慢性，局部性或全身性，均可出现发热。

2. 非感染性发热（noninfective fever）

主要有下列 10 类原因。

（1）血液病：如白血病、淋巴瘤、恶性组织细胞病等。

（2）结缔组织疾病：如系统性红斑狼疮、皮肌炎、硬皮病、类风湿关节炎和结节性多动脉炎等。

（3）变态反应性疾病：如风湿热、药物热、血清病、溶血反应等。

（4）内分泌代谢疾病：如甲状腺功能亢进症、甲状腺炎、痛风和重度脱水等。

（5）血栓及栓塞疾病：如心肌梗死、肺梗死、脾梗死和肢体坏死等，通常称为吸收热。

（6）颅内疾病：如脑出血、脑震荡、脑挫伤等，为中枢性发热。癫痫持续状态可引起发热，为产热过多所致。

（7）皮肤病变：皮肤广泛病变致皮肤散热减少而发热，见于广泛性皮炎、鱼鳞病等。慢性心力衰竭使皮肤散热减少也可引起发热。

（8）恶性肿瘤：各种恶性肿瘤均有可能出现发热。

（9）物理性及化学性损害：如中暑、大手术后、内出血、骨折、大面积烧伤及重度安眠药中毒等。

（10）自主神经功能紊乱：由于自主神经功能紊乱，影响正常的体温调节过程，使产热大于散热，体温升高，多为低热，常伴有自主神经功能紊乱的其他表现，属功能性发热范畴。常见的功能性低热有以下 4 种。

1）原发性低热：由于自主神经功能紊乱所致的体温调节障碍或体质异常，低热可持续数月甚至数年之久，热型较规则，体温波动范围较小，多在 0.5℃ 以内。

2）感染治愈后低热：由于病毒、细菌、原虫等感染致发热后，低热不退，而原有感染已治愈，此系体温调节功能仍未恢复正常所致，但必须与因机体抵抗力降低导致潜在的病灶（如结核）活动或其他新感染所致的发热相鉴别。

3）夏季低热：低热仅发生于夏季，秋凉后自行退热，每年如此反复出现，连续数年后多可自愈。多见于幼儿，因体温调节中枢功能不完善，夏季身体虚弱，且多发生于营养不良或脑发育不全者。

4）生理性低热：如精神紧张、剧烈运动后均可出现低热。月经前及妊娠初期也可有低热现象。

（三）发病机制

在正常情况下，人体的产热和散热保持着动态平衡。由于各种原因导致产热增加或散热减少，则出现发热。对其机制的研究仍未完全阐明，大多认为是由于致热原作用于体温中枢，以"调定点（setpoint）"理论来解释，即通过致热原对下丘脑温度调节中枢的刺激，将温度调定点水平提高（调定点上移），体温调节中枢必须对体温加以重新调节发出冲动，并通过垂体内分泌因素使代谢增加或通过运动神经使骨骼肌阵缩（临床表现为寒战），使产热增多。另外，可通过交感神经使皮肤血管及竖毛肌收缩排汗停止，散热减少。上述综合调节作用使产热大于散热，体温升高引起发热。有学者认为体温升高分为调节性体温升高和非调节性体温升高，上述发热为"调节性体温升高"，是机体的一种免疫、保护反应。而"非调节性体温升高"是指调定点并未发生移动，是由体温调节（如体温调节中枢损伤）、散热障碍（如中暑）及产热器官功能障碍（如甲状腺功能亢进）等导致的被动性体温升高，又称为过热（hyperthermia）。

在正常情况下，人体的产热和散热保持动态平衡。由于各种原因导致产热增加或散热减少，则出现发热。

1. 致热源性发热

致热源包括外源性和内源性两大类。

（1）外源性致热源（exogenous pyrogen）：外源性致热原的种类甚多，包括：①各种微生物病原体及其产物，如细菌、病毒、真菌及细菌毒素等；②炎性渗出物及无菌性坏死组织；③抗原抗体复合物；④某些类固醇物质，特别是肾上腺皮质激素的代谢产物原胆烷醇酮（etiocholanolone）；⑤多糖体成分及多核苷酸、淋巴细胞激活因子等。外源性致热原多为大分子物质，特别是细菌内毒素分子量非常大，不能通过血脑屏障直接作用于体温调节中枢，而是通过激活血液中的中性粒细胞、嗜酸性粒细胞和单核—吞噬细胞系统，使其产生并释放内源性致热源，引起发热。

（2）内源性致热源（endogenous pyrogen）：又称为白细胞致热源（leukocytic pyrogen），如白介素1（IL-1）、肿瘤坏死因子（TNF）和干扰素（INF）等。IL-1反应被认为可作用于下丘脑的血管内皮细胞，使细胞膜释放花生四烯酸（arachidonic acid）代谢产物，促使合成前列腺素 E_2（PGE_2），后者是强有力的致热物质。一方面可通过血脑屏障直接作用于体温调节中枢的体温调定点（setpoint），使调定点（温阈）上升，体温调节中枢必须对体温加以重新调节发出冲动，并通过垂体内分泌因素使代谢增加或通过运动神经使骨骼肌阵缩（临床表现为寒战），使产热增多；另一方面可通过交感神经使皮肤血管及竖毛肌收缩，停止排汗，散热减少。这一综合调节作用使产热大于散热，体温升高而引起发热。

对不同病因所致发热的机制解释如下。①炎性病灶、肿瘤、变态反应、药物热和黄体酮等，多有由外源性致热源转变为内源性致热源过程而导致发热。②肾、肺、胰腺、肝、结肠等各种实体恶性肿瘤，常因代谢旺盛的肿瘤细胞或其坏死细胞所产生的肿瘤坏死因子（TNF），作为内源性致热源而引起发热。当肿瘤并发局部感染，或由于免疫功能低下，并发全身性感染时也可因感染原因引致发热。③某些血液病如恶性淋巴瘤、恶性组织细胞病、白血病、多发性骨髓瘤和某些良性肿瘤如心房黏液瘤、嗜铬细胞瘤等，可能与其细胞同样具有肿瘤的生物活性或变应性或其他机制参与导致发热。④不论速发还是迟发的药物反应，其发热机制多与变态反应有关。变态反应易累及结缔组织，各种结缔组织病多可检出特异性或非特异性自身抗体或免疫复合物。免疫复合物沉积在组织中，特别是在小血管基底膜，激活补体释放出炎症介质，作为内源性致热源而引起发热。⑤各种组织细胞损伤、炎症、坏死，心肌、肺、肠、脾梗死，无菌性胸膜炎、腹膜炎或体腔积血及红细胞溶解破坏所致的溶血等可通过释放致热源作为外源性致热源而引起发热。

有关药物退热机制的解释有：阿司匹林、吲哚美辛等非甾体抗炎药，是通过抑制下丘脑的前列腺素 E 合成，而起到退热作用。而肾上腺糖皮质激素既抑制 IL-1 在局部生成，又在中枢抑制花生四烯酸代谢产物的释放，故退热作用较强。

2. 非致热源性发热

常见于以下 3 种情况。

（1）体温调节中枢直接受损：如颅脑外伤、出血、炎症等。

（2）引起产热过多的疾病：如癫痫持续状态、甲状腺功能亢进症等。剧烈运动或癫痫持续状态是由于肌肉强收缩产热增多所致。使用全身麻醉剂所致的恶性高热（malignant hyperthermia）可能与肌肉痉挛，肌细胞不受控制，大量释放热量有关。甲状腺功能亢进症，特别是甲状腺危象，甲状腺素合成与释放增加，交感神经兴奋性增强，代谢率加速，产热量增多，这种患者同时应有皮肤血管收缩，散热减少，也是导致发热的机制。

（3）引起散热减少的疾病：如广泛性皮肤病变，阿托品中毒，心力衰竭伴皮肤水肿时，大量失水、失血时，由于血容量减少，散热也减少，尤其多见于小儿。

（四）临床症状

1. 发热的分度

以口腔温度为标准，可将发热分为以下 4 种。

低热：37.3～38℃；

中等度热：38.1～39℃；

高热：39.1～41℃；

超高热：41℃以上。

2. 发热的临床过程及特点

发热的临床过程一般分为以下 3 个阶段。

（1）体温上升期：常有疲乏无力、肌肉酸痛、皮肤苍白、畏寒或寒战等现象。皮肤苍白是因体温调节中枢发出的冲动经交感神经而引起皮肤血管收缩、浅层血流减少所致，甚至伴有皮肤温度下降。由于皮肤散热减少，刺激皮肤的冷觉感受器并传至中枢引起畏寒。中枢发出的冲动再经运动神经传至运动终板，引起骨骼肌不随意的周期性收缩，发生寒战及竖毛肌收缩，使产热增加。该期产热大于散热，使体温上升。

体温上升有以下两种方式。

1）骤升型：体温在几小时内达 39～40℃或 40℃以上，常伴有寒战。小儿易发生惊厥。见于疟疾、大叶性肺炎、败血症、流行性感冒、急性肾盂肾炎、输液或某些药物反应等。

2）缓升型：体温逐渐上升，在数日内达高峰，多不伴寒战，如伤寒、结核病、布鲁杆菌病（brucellosis）等所致的发热。

（2）高热期：是指体温上升达高峰之后保持一定时间，持续时间的长短可因病因不同而有差异。如疟疾可持续数小时，大叶性肺炎、流行性感冒可持续数天，伤寒则可为数周。在此期中体温已达到或略高于上移的体温调定点水平，体温调节中枢不再发出寒战冲动，故寒战消失；皮肤血管由收缩转为舒张，使皮肤发红并有灼热感；呼吸加快变深；开始出汗并逐渐增多。使产热与散热过程在较高水平保持相对平衡。

（3）体温下降期：由于病因的消除，致热源的作用逐渐减弱或消失，体温中枢的体温调定点逐渐降至正常水平，产热相对减少，散热大于产热，使体温降至正常水平。此期表现为出汗多，皮肤潮湿。

体温下降有以下两种方式。

1）骤降：指体温于数小时内迅速下降至正常，有时可略低于正常，常伴有大汗淋漓。常见于疟疾、急性肾盂肾炎、大叶性肺炎及输液反应等。

2）渐降：指体温在数天内逐渐降至正常，如伤寒、风湿热等。

（五）伴随症状

（1）伴寒战：常见于大叶性肺炎、败血症、疟疾等急性感染性疾病；药物热、输液或输血反应等。

（2）伴结膜充血：常见于麻疹、流行性出血热、钩端螺旋体病等。

（3）伴皮疹：常见于麻疹、猩红热、风疹、斑疹伤寒、结缔组织病、药物热等。

（4）伴淋巴结肿大：常见于传染性单核细胞增多症、风疹、淋巴结结核、白血病、淋巴瘤、丝虫病等。

（5）伴肝脾肿大：常见于传染性单核细胞增多症、病毒性肝炎、疟疾、结缔组织病、白血病、淋巴瘤、黑热病、布鲁杆菌病等。

（6）伴出血：常见于重症感染及某些急性传染病，如败血症、感染性心内膜炎，也可见于某些血液病如急性白血病、再生障碍性贫血等。

（7）伴关节肿痛：常见于败血症、猩红热、风湿热、结缔组织病、布鲁杆菌病、痛风等。

（8）伴昏迷：先发热后昏迷常见于流行性乙型脑炎、流行性脑脊髓膜炎、中毒性菌痢、中暑等；先昏迷后发热者见于脑出血、巴比妥类药物中毒。

（六）问诊要点

（1）起病时间、季节，起病情况（缓急），病程，发热程度（热度高低）、频度（间歇性或持续性）、诱因。

（2）有无畏寒、寒战、大汗或盗汗。

（3）应包括多系统症状询问，如是否伴有如咳嗽、咳痰、咯血、胸痛；腹痛、呕吐、腹泻；尿频、尿急、尿痛；皮疹、出血、头痛、肌肉、关节痛等。

（4）患病以来一般情况，如精神状态、食欲、体重改变、睡眠及大小便情况。

（5）诊治经过（药物、剂量、疗效），特别是对抗生素、退热药、糖皮质激素、抗结核药等进行合理药效评估。

（6）传染病接触史、疫水接触史、手术史、流产或分娩史。服药史、职业特点等可对相关疾病的诊断提供重要线索。

（韩文兵）

二、呼吸困难

（一）定义

呼吸困难（dyspnea）是指患者主观感到空气不足、呼吸费力、客观上表现呼吸运动用力，严重时可出现张口呼吸、鼻翼扇动、端坐呼吸甚至发绀，呼吸辅助肌参与呼吸运动，并且有呼吸频率、深度、节奏的改变。

（二）病因

引起呼吸困难的原因繁多，主要为呼吸系统和心血管系统疾病。

1. 呼吸系统疾病

（1）气道阻塞：如喉、气管、支气管的炎症、水肿、肿瘤或异物所致的狭窄或阻塞及支气管哮喘、慢性阻塞性肺疾病等。

（2）肺部疾病：如肺炎、肺脓肿、肺结核、肺不张、肺瘀血、肺水肿、弥漫性肺间质疾病、细支气管肺泡癌等。

（3）胸壁、胸廓、胸膜及胸腔疾病：如胸壁炎症、严重胸廓畸形、胸腔积液、自发性气胸、广泛胸膜粘连、结核、外伤等。

（4）神经肌肉疾病：如脊髓灰质炎病变累及颈髓、急性多发性神经根神经炎和重症肌无力累及呼吸肌，药物导致呼吸肌麻痹等。

（5）膈运动障碍：如膈麻痹、大量腹腔积液、腹腔巨大肿瘤、胃扩张和妊娠末期。

2. 心血管系统疾病

常见于各种原因所致的左心和（或）右心衰竭、心脏压塞、肺栓塞和原发性肺动脉高压等。

3. 中毒

由各种中毒所致，如糖尿病酮症酸中毒、吗啡类药物中毒、有机磷杀虫药中毒、氢化物中毒、亚硝酸盐中毒和急性一氧化碳中毒等。

4. 神经精神疾病

如脑出血、脑外伤、脑肿瘤、脑炎、脑膜炎、脑脓肿等颅脑疾病引起呼吸中枢功能障碍和精神因素所致的呼吸困难，如焦虑症、癔症等。

5. 血液病

常见于重度贫血、高铁血红蛋白血症、硫化血红蛋白血症等。

（三）发病机制及临床表现

根据发病机制及临床表现特点，将呼吸困难归纳分为以下 5 种类型。

1. 肺源性呼吸困难

主要是呼吸系统疾病引起的通气、换气功能障碍导致缺氧和（或）二氧化碳潴留引起。临床上常分为以下 3 种类型。

（1）吸气性呼吸困难：主要特点表现为吸气显著费力，严重者吸气时可见"三凹征"（three depression sign），即胸骨上窝、锁骨上窝和肋间隙明显凹陷，此时也可伴有干咳及高调吸气性哮鸣。三凹征的出现主要是呼吸肌极度用力、胸腔负压增加所致，常见于喉部、气管、大支气管的狭窄与阻塞。

（2）呼气性呼吸困难：主要特点表现为呼气费力、呼气缓慢、呼吸时间明显延长，常伴有呼气期哮鸣音。主要是由于肺泡弹性减弱和（或）小支气管的痉挛或炎症所致。常见于慢性支气管炎（喘息型）、慢性阻塞性肺气肿、支气管哮喘、弥漫性泛细支气管炎等。

（3）混合性呼吸困难：主要特点表现为吸气期及呼气期均感呼吸费力、呼吸频率增快、深度变浅，可伴有呼吸音异常或病理性呼吸音。主要是由于肺或胸腔病变使肺呼吸面积减少导致换气功能障碍所致。常见于重症肺炎、重症肺结核、大面积肺栓塞（梗死）、弥漫性肺间质疾病、大量胸腔积液、气胸、广泛性胸膜增厚等。

2. 心源性呼吸困难

主要是由于左心和（或）右心衰竭引起，尤其是左心衰竭时呼吸困难更为严重。

左心衰竭发生的主要原因是肺瘀血和肺泡弹性降低。其机制为：①肺瘀血，使气体弥散功能降低；②肺泡张力增高，刺激牵张感受器，通过迷走神经反射兴奋呼吸中枢；③肺泡弹性减退，使肺活量减少；④肺循环压力升高对呼吸中枢的反射性刺激。左心衰竭引起的呼吸困难特点为：①有引起左心衰竭的基础病因，如风湿性心瓣膜病、高血压性心脏病、冠状动脉粥样硬化性心脏病等；②呈混合性呼吸困难，活动时呼吸困难出现或加重，休息时减轻或消失，卧位明显，坐位或立位时减轻，故而当患者病情较重时，往往被迫采取半坐位或端坐体位呼吸（orthopnea）；③两肺底部或全肺出现湿啰音；④应用强心剂、利尿剂和血管扩张剂改善左心功能后呼吸困难症状随之好转。急性左心衰竭时，常可出现夜间阵发性呼吸困难，表现为夜间睡眠中突感胸闷气急，被迫坐起，惊恐不安。轻者数分钟至数十分钟后症状逐渐缓解、消失；重者可见端坐呼吸、面色发绀、大汗、有哮鸣音，咳吐粉红色泡沫痰，两肺底有较多湿啰音，心率加快，可有奔马律。此种呼吸困难称为心源性哮喘（cardiae asthma）。左心衰竭发病机制为：①睡眠时迷走神经兴奋性增高，冠状动脉收缩，心肌供血减少，心功能降低；②小支气管收缩，肺泡通气量减少；③仰卧位时肺活量减少，下半身静脉回心血量增多，致肺瘀血加重；④呼吸中枢敏感性降低，对肺瘀血引起的轻度缺氧反应迟钝，当瘀血加重、缺氧明显时，才刺激呼吸中枢作出应答反应。

右心衰竭严重时也可引起呼吸困难，但程度较左心衰竭轻，其主要原因为体循环瘀血。其发病机制为：①右心房和上腔静脉压升高，刺激压力感受器反射性地兴奋呼吸中枢；②血氧含量减少，乳酸、丙酮酸等代谢产物增加，刺激呼吸中枢；③瘀血性肝大、腹腔积液和胸腔积液，使呼吸运动受限，肺内有效气体交换面积减少。临床上主要见于慢性肺源性心脏病、某些先天性心脏病或由左心衰竭发展而来。另外，也可见于各种原因所致的急性或慢性心包积液。其发生呼吸困难的主要机制是大量心包积液致心脏压塞或心包纤维性增厚、钙化、缩窄，使心脏舒张受限，引起体循环静脉瘀血所致。

3. 中毒性呼吸困难

代谢性酸中毒可导致血中代谢产物增多，刺激颈动脉体、主动脉体化学感受器或直接兴奋刺激呼吸中枢引起呼吸困难。其主要表现为：①有引起代谢性酸中毒的基础病因，如尿毒症、糖尿病酮症等；②出现深长而规则的呼吸，可伴有鼾音，称为酸中毒大呼吸（Kussmaul 呼吸）。

某些药物如吗啡类、巴比妥类等中枢抑制药物和有机磷杀虫药中毒时，可抑制呼吸中枢引起呼吸困难。其主要特点为：①有药物或化学物质中毒史；②呼吸缓慢、变浅，伴有呼吸节律异常的改变如潮式呼吸（Cheyne-Stokes 呼吸）或间停呼吸（Biots 呼吸）。

化学毒物中毒可导致机体缺氧引起呼吸困难，常见于一氧化碳中毒、亚硝酸盐和苯胺类中毒、氢化物中毒。其发病机制分别为：一氧化碳中毒时，吸入的一氧化碳与血红蛋白结合形成碳氧血红蛋白，失去携带氧的能力导致缺氧而产生呼吸困难；亚硝酸盐和苯胺类中毒时，使血红蛋白变为高铁血红蛋白失去携带氧的能力导致缺氧；氢化物中毒时，氢离子抑制细胞色素氧化酶的活性，影响细胞呼吸作用，导致组织缺氧引起呼吸困难，严重时引起脑水肿抑制呼吸中枢。

4. 神经精神性呼吸困难

神经性呼吸困难主要是由于呼吸中枢受增高的颅内压和供血减少的刺激，使呼吸变为慢而深，并常伴有呼吸节律的改变，如双吸气（抽泣样呼吸）、呼吸遏制（吸气突然停止）等。临床上常见于重症颅脑疾患，如脑出血、脑炎、脑膜炎、脑脓肿、脑外伤及脑瘤等。

精神性呼吸困难主要表现为呼吸频率快而浅，伴有叹息样呼吸或出现手足搐搦。临床上常见于焦虑症、癔症患者，患者可突然发生呼吸困难。其发病机制多为过度通气而发生呼吸性碱中毒所致，严重时也可出现意识障碍。

5.血源性呼吸困难

多由红细胞携氧量减少，血氧含量降低所致。表现为呼吸浅，心率快。临床常见于重度贫血、高铁血红蛋白血症、硫化血红蛋白血症。除此以外，大出血或休克时，因缺氧和血压下降，刺激呼吸中枢，也可使呼吸加快。

（四）伴随症状

（1）发作性呼吸困难伴哮鸣音多见于支气管哮喘、心源性哮喘；突发性重度呼吸困难见于急性喉头水肿、气管异物、大面积肺栓塞、自发性气胸等。

（2）呼吸困难伴发热多见于肺炎、肺脓肿、肺结核、胸膜炎、急性心包炎等。

（3）呼吸困难伴一侧胸痛见于大叶性肺炎、急性渗出性胸膜炎、肺栓塞、自发性气胸、急性心肌梗死、支气管肺癌等。

（4）呼吸困难伴咳嗽、咳痰见于慢性阻塞性肺疾病、肺部感染、支气管扩张、肺脓肿等；伴大量泡沫痰可见于有机磷中毒；伴粉红色泡沫痰见于急性左心衰竭。

（5）呼吸困难伴意识障碍见于脑出血、脑膜炎、糖尿病酮症酸中毒、尿毒症、肺性脑病、急性中毒、休克型肺炎等。

（五）问诊要点

问患者是否存在以下情况：感染病史，肺部疾病史（COPD，慢性支气管炎，哮喘），心脏疾病史（冠心病，心肌梗死，心衰），外伤史（骨折，胸部创伤），吸入烟雾与毒气史，下肢静脉血栓塞史，用药史，药物过敏史等。

（朱德望）

三、意识障碍

（一）定义

意识是指个体对周围环境及自身状态的感知能力。意识障碍可分为觉醒度下降和意识内容变化两方面，前者表现为嗜睡、昏睡和昏迷；后者表现为意识模糊和谵妄等。意识的维持依赖大脑皮质的兴奋。脑干上行网状激活系统接受各种感觉信息的侧支传入，发放兴奋从脑干向上传至丘脑的非特异性核团，再由此弥散投射至大脑皮质，使整个大脑皮质保持兴奋，维持觉醒状态。因此，上行网状激活系统或双侧大脑皮质损害均可导致意识障碍。

（二）病因

临床常见的病因有重症感染、内分泌及代谢障碍、心血管疾病、水电解质平衡紊乱、外源性中毒、物理性或缺氧性损害、颅内非感染性疾病等。

（三）发病机制

意识状态的正常取决于大脑半球功能的完整性，另外意识"开关"系统（脑干网状结构，感觉传导束）或激动大脑皮质使之维持一定水平的兴奋性，使人处于醒觉状态。凡能引起大脑半球和"开关"系统不同部位与不同程度的损害，均可发生不同程度的意识障碍。由于物理、化学等因素的影响导致脑缺血、缺氧，葡萄糖供给不足，酶代谢异常等因素可引起脑细胞代谢紊乱，从而导致网状结构的功能损害和脑活动功能减退，均可产生意识障碍。

（四）临床表现

1. 以觉醒度改变为主的意识障碍

（1）嗜睡。嗜睡是意识障碍的早期表现。患者表现为睡眠时间过度延长，但能被叫醒，醒后可勉强配合检查及回答简单问题，停止刺激后患者又继续入睡。

（2）昏睡。昏睡是一种比嗜睡更重的意识障碍。患者处于沉睡状态，正常的外界刺激不能使其觉醒，须经高声呼唤或其他较强烈刺激方可唤醒，对言语的反应能力尚未完全丧失，可作含糊、简单而不完全的答话，停止刺激后又很快入睡。

（3）昏迷。昏迷是一种最为严重的意识障碍。患者意识完全丧失，各种强刺激不能使其觉醒，无目的的自主活动，不能自发睁眼。昏迷按严重程度可分为3级。

1）浅昏迷：意识完全丧失，仍有较少的无意识自发动作。对周围事物及声、光等刺激全无反应，对强烈刺激如疼痛刺激可有回避动作及痛苦表情，但不能觉醒。吞咽反射、咳嗽反射、角膜反射以及瞳孔对光反射仍然存在。生命体征无明显改变。

2）中昏迷：对外界的正常刺激均无反应，自发动作很少。对强刺激的防御反射、角膜反射以及瞳孔对光反射减弱，大小便潴留或失禁。此时生命体征已有改变。

3）深昏迷：对外界任何刺激均无反应，全身肌肉松弛，无任何自主运动。眼球固定，瞳孔散大，各种反射消失，大小便多失禁。生命体征已有明显改变，呼吸不规则，血压或有下降。

大脑和脑干功能全部丧失称为脑死亡，其确定标准是：患者对外界任何刺激均无反应，无任何自主运动，但脊髓反射可以存在；脑干反射（包括对光反射、角膜反射、头眼反射、前庭眼反射、咳嗽反射）完全消失，瞳孔散大固定；自主呼吸停止，需要人工呼吸机维持换气；脑电图提示脑电活动消失，呈一直线；经颅多普勒超声提示无脑血流灌注现象；体感诱发电位提示脑干功能丧失；上述情况持续时间至少12小时，经各种抢救无效；需除外急性药物中毒、低温和内分泌代谢疾病等。

2. 以意识内容改变为主的意识障碍

（1）意识模糊：表现为注意力减退，情感反应淡漠，定向力障碍，活动减少，语言缺乏连贯性，对外界刺激可有反应，但低于正常水平。

（2）谵妄：是一种急性的脑高级功能障碍，患者对周围环境的认识及反应能力均有下降，表现为认知、注意力、定向、记忆功能受损，思维推理迟钝，语言功能障碍，错觉，幻觉，睡眠觉醒周期紊乱等，可表现为紧张、恐惧和兴奋不安，甚至可有冲动和攻击行为。病情常呈波动性，夜间加重，白天减轻，常持续数小时和数天。引起谵妄的常见神经系统疾病有脑炎、脑血管病、脑外伤及代谢性脑病等。其他系统性疾病也可引起谵妄，如酸碱平衡及水电解质紊乱、营养物质缺乏、高热、中毒等。

3. 特殊类型的意识障碍

（1）去皮质综合征：多见于因双侧大脑皮质广泛损害而导致的皮质功能减退或丧失，皮质下功能仍保存。患者表现为意识丧失，但睡眠和觉醒周期存在，能无意识地睁眼、闭眼或转动眼球，但眼球不能随光线或物品转动，貌似清醒但对外界刺激无反应。对光反射、角膜反射甚至咀嚼动作、吞咽反射、防御反射均存在，可有吸吮、强握等原始反射，但无自发动作。大小便失禁。四肢肌张力增高，双侧锥体束征阳性。身体姿势为上肢屈曲内收，腕及手指屈曲，双下肢伸直，足屈曲，有时称为去皮质强直。该综合征常见于缺氧性脑病、脑炎、中毒和严重颅脑外伤等。

（2）去大脑强直：是病灶位于中脑水平或上位脑桥时出现的一种伴有特殊姿势的意识障碍。表现为角弓反张、牙关紧闭、双上肢伸直旋内、双下肢伸直跖屈，双侧病理征阳性，多有双侧瞳孔散大固定。随着病变损伤程度的加重，患者可表现为意识障碍的程度加深，去大脑强直较去皮质状态凶险，其特殊姿势、呼吸节律、瞳孔改变成为二者临床鉴别的关键。

（3）无动性缄默症：又称为睁眼昏迷，由脑干上部和丘脑的网状激活系统受损引起，此时大脑半球及其传出通路无病变。患者能注视周围环境及人物，貌似清醒，但不能活动或言语，二便失禁。肌张力减低，无锥体束征。强烈刺激不能改变其意识状态，存在觉醒—睡眠周期。无动性缄默症常见于脑干梗死。

（4）植物状态：是指大脑半球严重受损而脑干功能相对保留的一种状态。患者对自身和外界的认知功能全部丧失，呼之不应，不能与外界交流，有自发或反射性睁眼，偶可发现视物追踪，可有无意义哭笑，存在吸吮、咀嚼和吞咽等原始反射，有觉醒—睡眠周期，大小便失禁。持续植物状态指颅脑外伤后植物状态持续12 个月以上，其他原因持续在 3 个月以上。

（五）伴随症状

伴随症状见表 1-1。

表 1-1 伴发不同症状和体征意识障碍的常见病因

伴随症状或体征	可能病因
头痛	脑炎、脑膜炎、蛛网膜下腔出血、脑外伤
视神经盘水肿	高血压脑病、颅内占位病变
瞳孔散大	脑疝、脑外伤、乙醇中毒或抗胆碱能与拟交感神经药物中毒
肌震颤	乙醇或镇静药过量、拟交感神经药物中毒
偏瘫	脑梗死、脑出血、脑外伤
脑膜刺激征	脑膜炎、脑炎、蛛网膜下腔出血
肌强直	低钙血症、破伤风、弥漫性脑病
痫性发作	脑炎、脑出血、脑外伤、颅内占位性病变、低血糖
发热	脑炎、脑膜炎、败血症
体温过低	低血糖、肝性脑病、甲状腺功能减退
血压升高	脑梗死、脑出血、蛛网膜下腔出血、高血压脑病
心动过缓	甲状腺功能减退症、其他心脏疾病

（六）问诊要点

包括意识障碍发生的缓急，是否有外伤、中毒、药物服用情况、癫痫、高血压、冠心病、糖尿病、抑郁、自杀史。

（李小花）

四、胸痛

（一）定义

胸痛，是指咽颈部以下与上腹之间的不适或疼痛。胸痛主要由胸部疾病所致，少数由其他疾病引起。胸痛的程度与个体的痛阈有关，与疾病轻重程度不完全一致。

（二）病因

胸痛的发病情况不同，其原因可能不同。

急性发作胸痛：心血管疾病、主动脉夹层、肺动脉栓塞、气胸、骨折等。

慢性发作胸痛：历时数周乃至数年的胸痛，可以考虑焦虑、食管炎、胸膜炎等。

急性胸痛是一种常见而又能危及生命的病症，造成急性胸痛的原因复杂多样，以下主要讨论的是急性胸痛。急性胸痛按病变系统分类如下。

1. 心血管疾病

急性冠脉综合征（ACS），心肌桥。

2. 大动脉病变

主动脉夹层，肺动脉栓塞（PE）。

3. 心脏疾病

先天性心脏病、心包炎，心肌炎，二尖瓣狭窄，心包压塞。

4. 肺部疾病

大叶性肺炎、胸膜炎、肺癌、气胸。

5. 消化系统疾病

食管痉挛，食管破裂，胃食管反流性疾病，胃炎，消化性溃疡，胆囊炎，胰腺炎等。

6. 胸壁组织及皮肤疾病

骨折，肋软骨炎，带状疱疹。

7. 其他系统疾病

如纵隔疾病，纵隔炎、纵隔脓肿、纵隔肿瘤等，再如白血病所致胸骨后疼痛，女性月经来潮前双侧乳房胀痛，心脏神经官能症及焦虑症（除外性诊断）等。

其中 ACS、PE、主动脉夹层、张力性气胸并称为四大致命性胸痛，如何快速、准确诊断和鉴别 ACS 及其他致死性胸痛的病因，成为急诊处理的难点和重点。

（三）发病机制

各种炎症性或物理性因素刺激肋间神经，脊髓后根传入纤维，支配心脏及主动脉的感觉纤维，支配气管、支气管及食管的迷走神经感觉纤维和膈神经等，形成痛觉信号并传入脊髓，从而感觉疼痛。

（四）临床症状

引起胸痛的原因较多，多数因为胸部疾病引发，少数可因其他疾病引起，极少数胸痛可能没有明确的原因。胸痛的发病情况不同，其临床表现可能不同。

1. 疾病发作时限及发病时情况

（1）按疾病发作时限可分为急性发作胸痛和慢性发作胸痛，急性胸痛可在数秒或数分钟内发生的胸痛，疼痛的程度常比较剧烈，并伴有胸闷、呼吸困难、大汗出等合并症状，常见疾病有心血管疾病、主动脉夹层、肺栓塞、气胸、骨折等。慢性胸痛发病时限一般历时数周乃至数年的胸痛，疼痛性质缓和，疼痛部位不能明确，并间断出现，一般症状缓解，常见疾病有焦虑、食管炎、胸膜炎等。

（2）活动时出现的胸痛：心绞痛、心肌梗死引起的胸痛多数在体力活动、运动、情绪激动时出现，其中劳力性心绞痛通常在安静休息 10 分钟左右就可以缓解。

（3）咳嗽时出现的胸痛：可能是肺、胸膜、胸壁的疾病，如肺炎、肺结核、胸膜炎、气胸、肋骨骨折等。

（4）长期卧床、下肢静脉曲张、肿瘤手术后等，血液处于高凝状态的患者，久坐、卧床等下地或站立时突然出现的胸痛，要考虑肺栓塞的可能。

2. 胸痛的部位不同，病因可能不同

（1）浅表组织病变：一般来说，浅表部位如皮肤、肌肉、骨骼等引起的胸痛，患者一般可以清晰地说出疼痛的部位，甚至可以用 1 根手指指出是什么位置疼痛；而在胸腔内由心脏、肺脏等深部组织和器官引起的疼痛，通常患者对胸痛部位的描述较为模糊，可能会描述为一个模糊区域的疼痛。例如肋骨和胸骨连接处的疼痛是肋软骨炎的特点，沿着肋骨斜行向下呈条带状，而且为单侧是带状疱疹的疼痛特点。

（2）单侧乳房胀痛通常指向乳腺疾病。

（3）胸骨压痛是白血病的表现之一。

（4）胸部正中偏左是心绞痛的典型部位。

（5）左侧胸痛的可能病因是心绞痛、心肌梗死，或是左侧的肺脏（肺癌、肺栓塞）或胸膜疾病（胸膜炎、气胸）。

（6）右侧胸痛除了有右侧的肺脏（肺癌、肺栓塞）或胸膜疾病（胸膜炎、气胸）的原因外，也可能是胆囊炎引起的牵涉痛。

3. 胸痛的性质和程度不同，病因可能不同

疼痛的性质多种多样，可呈剧烈痛、轻微痛、隐痛等。具体疼痛程度因个体痛阈的差异有所不同，疼痛程度与病情轻重程度不完全一致，一些老年人或者糖尿病患者对于疼痛不敏感，胸痛的症状不明显，但病情可能较重，如心梗；一些情绪焦虑的患者也可能夸大疼痛的程度。

（1）一些危及生命的疾病例如急性心肌梗死、主动脉夹层破裂、急性大面积肺栓塞等引起的胸痛通常是程度较为剧烈的，难以忍受的，持续不能缓解的。心梗或心绞痛的疼痛通常表现为胸部压榨感，可描述为"胸口像压了块大石头"，患者可能有濒死感。

（2）带状疱疹的疼痛通常强烈、尖锐，如刀割一样。

（3）针扎样的疼痛没有太多特异性，睡眠欠佳、紧张焦虑都可以有这个症状，精神心理因素相关的胸痛可能在转移注意力后

就可以缓解。

4. 胸痛发作的频率和时间不同，病因可能不同

（1）女性在月经来潮前出现的双侧乳房胀痛与体内的激素分泌周期有关，通常无须过多关注。

（2）夜间躺下后出现的胸痛，可能与胃食管反流有关。

（3）进食后或者空腹出现的胸痛，可能是胃或十二指肠溃疡引起的牵涉性胸痛。胃、十二指肠溃疡一般引起腹痛，但内脏性疼痛往往会牵涉到其他部位，患者感受不准确，可以引起胸痛。

（4）清晨出现的胸痛要注意心绞痛、心肌梗死的可能，也可能与晨醒后血压波动有关。

（5）偶尔出现的胸痛的病因可轻可重，心绞痛可以表现为偶尔的胸痛，但是通常会发生在劳累后、情绪波动后。

5. 使胸痛加重或缓解的情况不同，病因可能不同

（1）胸膜疾病引起的胸痛在呼吸、咳嗽等时会加重。

（2）肌肉损伤、骨折等引起的胸痛在翻身、弯腰、咳嗽等动作变化时会加重。

（3）心包炎引起的胸痛可能会随心跳加重。

（4）心绞痛、心肌梗死痛多数情况下，在劳累后疼痛会加重，如在上楼梯、比平日程度较剧烈的运动后。

（5）胃食管反流引起的烧心、胸痛，在平躺后会加重。

（6）劳力型心绞痛引起的胸痛在休息时会缓解，或者在服用硝酸甘油后数分钟内缓解。

（7）胃食管反流引起的胸痛，在服用抑酸剂后可以缓解。

（8）焦虑患者的胸痛常常与深呼吸相关，但多数情况下，深呼吸可以帮助缓解疼痛。

（五）伴随症状

胸痛伴随的症状不同，原因可能不同。

（1）伴有大汗、冷汗、呼吸困难、晕厥等通常是心脏的重症表现，而且表示情况危急。

（2）伴有左侧肩膀、左侧下颌、左侧牙齿疼痛是心绞痛或心梗常见的伴随表现。

（3）伴有反酸烧心、吞咽困难的更倾向于食管疾病。

（4）伴有皮肤疱疹的通常指向带状疱疹感染。

（5）伴有咳痰、发热等，倾向于肺部感染。

（6）其他因素：精神心理，如心脏神经官能症；外伤，如肋骨骨折。

（六）问诊要点及注意事项

（1）胸痛患者，尤其是急性胸痛患者首先必须做的是心电图，应该一边做心电图一边询问病史。并注意患者是否有既往心电图，注意和既往心电图对比。

（2）病史的询问及查体注意：按需要鉴别诊断的疾病进行，首先除外那些致命性的疾病比明确诊断更重要，最常见的致命性疾病如下。

1）ACS：急性冠脉综合征中急性心肌梗死是最常见的致命性胸痛，容易漏诊，典型的胸痛表现是压榨性胸闷痛伴憋气、出汗，疼痛向左额、左颈部及左上肢放射，伴恶心、呕吐、出汗，多数有心血管病高危因素。

2）主动脉夹层：撕裂样疼痛，多伴有高血压，有吸烟史，向背部放射，双侧脉搏／血压不对症。

3）气胸：多有COPD、外伤、突然发力及剧烈活动等病史，如为年轻男性，多为体型偏瘦、偏高。查体要点：听诊呼吸音减低，叩诊过清音，气管向健侧偏移和低氧血症，其中张力性气胸凶险程度最高，需紧急胸腔穿刺。

4）肺栓塞：常见呼吸窘迫，呼吸过速，胸膜性胸痛，低氧血症，咯血等，如长期卧床、下肢静脉曲张、肿瘤手术后患者，需高度警惕本病；血液处于高凝状态的患者，久坐、卧床等下地或站立时突然出现的胸痛，要考虑肺栓塞的可能。

5）有一些生活方式与胸痛的发生有一定的相关性，例如长期高强度、高压力下工作的人容易出现轻微的部位不明确的胸痛，通常与焦虑、压力有关；生活节奏紊乱、精神压力大的人容易感染带状疱疹，从而引起胸痛。但通常来说生活方式不会是胸痛的直接病因。急性胸痛鉴别诊断流程见图 1-1，非 ACS 胸痛鉴别流程见图 1-2，非心源性胸痛患者后续处理流程见图 1-3。

（张国庆）

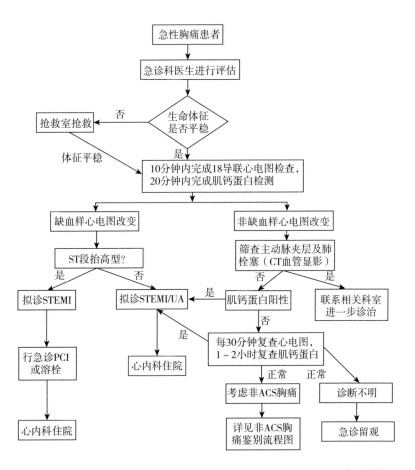

STEMI：ST段抬高型心梗；NSTEMI：非ST段抬高型心梗；UA：不稳定心绞痛

图 1-1　急性胸痛鉴别诊断流程图

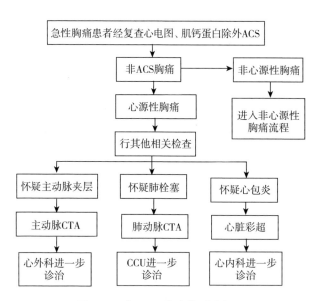

图 1-2　非 ACS 胸痛鉴别流程图

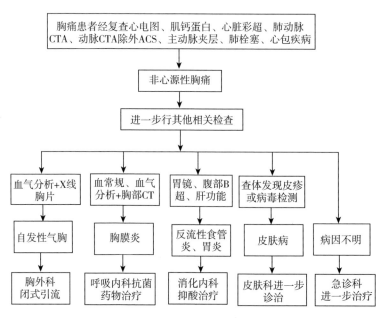

图 1-3　非心源性胸痛患者后续处理流程图

五、腹痛

（一）定义

腹痛是临床极其常见的症状，急性腹痛是急诊患者就诊的主要症状之一，腹痛多数由腹部脏器疾病所引起，但腹腔外疾病及全身性疾病也可引起。腹痛的性质和程度，受到病变情况和刺激程度的影响，同时也受神经和心理因素的影响。由于发病原因复杂，引起腹痛的机制各异，所以对于急性腹痛的患者必须认真了解病史，进行全面的体格检查和必要的辅助检查，在此基础上联系病理生理改变，进行综合分析，才能做出正确的诊断。

（二）病因

1. 腹腔器官急性炎症

如急性胃炎、急性肠炎、急性胰腺炎、急性出血坏死性肠炎、急性胆囊炎、急性阑尾炎等。

2. 空腔脏器阻塞或扩张

如肠梗阻、肠套叠、胆道结石、胆道蛔虫症、泌尿系统结石梗阻等。

3. 脏器扭转或破裂

如肠扭转、肠绞窄、胃肠穿孔、肠系膜或大网膜扭转、卵巢扭转、肝破裂、脾破裂、异位妊娠破裂等。

4. 腹膜炎症

多由胃肠穿孔引起，少部分为自发性腹膜炎。

5. 腹腔内血管阻塞

如缺血性肠病、夹层腹主动脉瘤和门静脉血栓形成。

6. 腹壁疾病

如腹壁挫伤、脓肿及腹壁皮肤带状疱疹。

7. 胸腔疾病所致的腹部牵涉性痛

如肺炎、肺梗死、心绞痛、心肌梗死、急性心包炎、胸膜炎、食管裂孔疝、胸椎结核。

8. 全身疾病所致的腹痛

如腹型过敏性紫癜、糖尿病酸中毒、尿毒症、铅中毒、血卟啉病等。

（三）发病机制

腹痛的机制可分为 3 种，即内脏性腹痛、躯体性腹痛和牵涉痛。

1. 内脏性腹痛

是腹内某一器官的痛觉信号由交感神经传入脊髓引起。其疼痛特点为：①疼痛部位不确切，接近腹中线；②疼痛感觉模糊，多为痉挛、不适、钝痛、灼痛；③常伴恶心、呕吐、出汗等其他自主神经兴奋症状。

2. 躯体性腹痛

是由来自腹膜壁层及腹壁的痛觉信号，经体神经传至脊神经根，反映到相应脊髓节段所支配的皮肤所引起。其特点是：①定位准确，可在腹部一侧；②程度剧烈而持续；③可有局部腹肌强直；④腹痛可因咳嗽、体位变化而加重。

3. 牵涉痛

指内脏性疼痛牵涉到身体体表部位，即内脏痛觉信号传至相应脊髓节段，引起该节段支配的体表部位疼痛。特点是定位明确，疼痛剧烈，有压痛、肌紧张及感觉过敏等。

临床上不少疾病的腹痛涉及多种发病机制，如阑尾炎早期疼痛在脐周或上腹部，常有恶心、呕吐，为内脏性疼痛。随着疾病的发展，持续而强烈的炎症刺激影响相应脊髓节段的躯体传入纤维，出现牵涉痛，疼痛转移至右下腹麦氏（McBurney）点；当炎症进一步发展波及腹膜壁层，则出现躯体性疼痛，程度剧烈，伴有压痛、肌紧张及反跳痛。

（四）临床表现

1. 腹痛部位

一般腹痛部位多为病变所在部位，如胃、十二指肠和胰腺疾病，疼痛多在中上腹部；胆囊炎、胆石症、肝脓肿等疼痛多在右上腹部；

急性阑尾炎疼痛在右下腹 McBurney 点；小肠疾病疼痛多在脐部或脐周；结肠疾病疼痛多在下腹部或左下腹部；膀胱炎、盆腔炎及异位妊娠破裂，疼痛也在下腹部。弥漫性或部位不定的疼痛见于急性弥漫性腹膜炎、机械性肠梗阻、急性出血坏死性肠炎、血卟啉病、铅中毒、腹型过敏性紫癜等。

2. 腹痛性质和程度

突发的中上腹剧烈刀割样痛、烧灼样痛，多为胃、十二指肠溃疡穿孔；中上腹持续性隐痛多考虑慢性胃炎及胃、十二指肠溃疡；上腹部持续性钝痛或刀割样疼痛呈阵发性加剧多为急性胰腺炎；胆石症或泌尿系统结石常为阵发性绞痛，相当剧烈，致使患者辗转不安；阵发性剑突下钻顶样疼痛是胆道蛔虫症的典型表现；持续性、广泛性剧烈腹痛伴腹壁肌紧张或板样强直，提示为急性弥漫性腹膜炎。其中隐痛或钝痛多为内脏性疼痛，多由胃肠张力变化或轻度炎症引起，胀痛可能为实质脏器包膜牵张所致。

3. 诱发因素

胆囊炎或胆石症发作前常有进油腻食物史，急性胰腺炎发作前则常有酗酒、暴饮暴食史，部分机械性肠梗阻多与腹部手术有关，腹部受暴力作用引起的剧痛并有休克，可能是肝、脾破裂所致。

4. 发作时间

餐后痛可能由于胆胰疾病、胃部肿瘤或消化不良所致，周期性、节律性上腹痛见于胃、十二指肠溃疡，子宫内膜异位者腹痛与月经来潮相关，卵泡破裂者发作在月经间期。

5. 与体位的关系

某些体位可使腹痛加剧或减轻，有可能成为诊断的线索。如胃黏膜脱垂患者左侧卧位可使疼痛减轻，十二指肠壅滞症患者膝胸卧位或俯卧位可使腹痛及呕吐等症状缓解，胰体癌患者仰卧位时疼痛明显，而前倾位或俯卧位时减轻，反流性食管炎患者烧灼痛在躯体前屈时明显，直立位时减轻。

（五）伴随症状

1. 伴发热、寒战

提示有炎症存在，见于急性胆道感染、胆囊炎、肝脓肿、腹腔脓肿，也可见于腹腔外感染性疾病。

2. 伴黄疸

可能与肝、胆、胰疾病有关。急性溶血性贫血也可出现腹痛与黄疸。

3. 伴休克

同时有贫血者可能是腹腔脏器破裂（如肝、脾或异位妊娠破裂）；无贫血者则见于胃肠穿孔、绞窄性肠梗阻、肠扭转、急性出血坏死性胰腺炎等。腹腔外疾病如心肌梗死、肺炎也可有腹痛与休克，应特别警惕。

4. 伴呕吐、反酸、腹泻

提示食管、胃肠病变，呕吐量大提示胃肠道梗阻；伴反酸、嗳气提示胃、十二指肠溃疡或胃炎；伴腹泻提示消化吸收障碍或肠道炎症、溃疡或肿瘤。

5. 伴血尿

可能为泌尿系疾病（如泌尿系结石）所致。

（六）问诊要点

1. 腹痛与年龄、性别、职业的关系

幼儿常见原因有先天畸形、肠套叠、蛔虫病等；青壮年以急性阑尾炎、胰腺炎、消化性溃疡等多见；中老年以胆囊炎、胆石症、恶性肿瘤、心血管疾病多见；育龄妇女要考虑卵巢囊肿蒂扭转、宫外孕等；有长期铅接触史者要考虑铅中毒。

2. 腹痛起病情况

注意有无饮食、外科手术等诱因，急性起病者要特别注意各种急腹症的鉴别，因其涉及内、外科处理的方向，应仔细询问、寻找诊断线索。缓慢起病者涉及功能性与器质性及良性与恶性疾病的区别，除注意病因、诱因外，应特别注意缓解因素。

3. 腹痛的部位

腹痛的部位多代表疾病部位，对牵涉痛的理解更有助于判断疾病的部位和性质。熟悉神经分布与腹部脏器的关系（表 1-2）对疾病的定位诊断有利。

表 1-2　神经分布与内脏关系

内脏	传入神经	相应的脊髓节段	体表感应部位
胃	内脏大神经	胸脊节 6～10	上腹部
小肠	内脏大神经	胸脊节 7～10	脐部
乙状结肠与直肠	腰交感神经与主动脉前神经丛	胸脊节 12 与腰脊节	下腹部与耻骨上区
肝与胆囊	骨盆神经及其神经丛	骶脊节 1～4	会阴部与肛门区
肾与输尿管	内脏大神经	胸脊节 7～10	右上腹及右肩胛
肾与输尿管	内脏最下神经及脊神经丛	胸脊节 11、12，腰脊节 1	腰部与腹股沟部
膀胱底	上腹下神经丛	骶脊节 2～4	耻骨上区及下背部
膀胱颈	骨盆神经及其神经丛	胸脊节 12，腰脊节 1、2	会阴部及阴茎
子宫底	上腹下神经丛	胸脊节 11、12，腰脊节 1	耻骨上区及与背部
宫颈	骨盆神经及其神经丛	骶脊节 2～4	会阴部

4. 腹痛的性质和严重程度

腹痛的性质与病变性质密切相关。烧灼样痛多与化学性刺激有关，如胃酸刺激；绞痛多为空腔脏器痉挛、扩张或梗阻引起，临床常见有肠绞痛、胆绞痛、肾绞痛，三者鉴别要点如表 1-3 所示。

表 1-3　三种腹部绞痛鉴别表

疼痛类别	疼痛的部位	其他特点
肠绞痛	多位于脐周围、下腹部	常伴有恶心、呕吐、腹泻、便秘、肠鸣音增强等
胆绞痛	位于右上腹，放射至右背与右肩胛	常有黄疸、发热，肝可触及或 Murphy 征阳性
肾绞痛	位于腰部并向下放射至腹股沟、外生殖器及大腿内侧	常有尿频、尿急，小便含蛋白质、红细胞等

持续钝痛可能为实质脏器牵张或腹膜外刺激所致；剧烈刀割样疼痛多为脏器穿孔或严重炎症所致；隐痛或胀痛反映病变轻微，可能为脏器轻度扩张或包膜牵扯等所致。

5. 腹痛的时间

特别是与进食、活动、体位的关系，已如前述。饥饿性疼痛，进食后缓解多考虑高酸分泌性胃病，如十二指肠溃疡。

6. 既往病史询问

相关病史对于腹痛的诊断颇有帮助，如有消化性溃疡病史要考虑溃疡复发或穿孔；育龄妇女有停经史要考虑宫外孕；有酗酒史要考虑急性胰腺炎和急性胃炎；有心血管意外史要考虑血管栓塞。

（于潇杰）

六、头痛

（一）定义

通常将局限于头颅上半部，包括眉弓、耳轮上缘和枕外隆突连线以上部位的疼痛统称头痛。

（二）病因

头痛分为原发性和继发性两类。前者不能归因于某一确切病因，也可称为特发性头痛，常见的如偏头痛、紧张型头痛；后者病因可涉及各种颅内病变如脑血管疾病、颅内感染、颅脑外伤，全身性疾病如发热、内环境紊乱以及滥用精神活性药物等。

1. 感染

颅脑感染或身体其他系统急性感染引发的发热性疾病。

（1）常引发头痛的颅脑感染如脑膜炎、脑膜脑炎、脑炎、脑脓肿、颅内寄生虫感染（如囊虫、包虫）等。

（2）急性感染如流行性感冒、肺炎、鼻窦炎等疾病。

2. 血管病变

（1）出血性：①蛛网膜下腔出血；②脑出血；③硬膜下、外血肿。

（2）缺血性：①脑栓塞；②高血压脑病；③脑供血不足；④脑血管畸形等。

3. 占位性病变

（1）颅脑肿瘤。

（2）颅内转移癌。

（3）炎性脱髓鞘假瘤等引起颅内压增高引发的头痛。

4. 头面、颈部神经病变

（1）头面部支配神经痛：如三叉神经、舌咽神经及枕神经痛。

（2）头面五官科疾患如眼、耳、鼻和牙疾病所致的头痛。

（3）颈椎病及其他颈部疾病引发的头颈部疼痛。

5. 全身系统性疾病

（1）高血压。

（2）贫血。

（3）肺性脑病。

（4）中暑。

6. 颅脑外伤

（1）脑震荡。

（2）脑挫伤。

（3）硬膜下血肿。

（4）颅内血肿。

（5）脑外伤后遗症。

7. 毒物及药物中毒

（1）酒精。

（2）一氧化碳。

（3）有机磷、药物（如颠茄、水杨酸类）等中毒。

8. 内环境紊乱及精神因素

（1）月经期及绝经期头痛。

（2）神经症躯体化障碍及癔症性头痛。

9. 其他

（1）偏头痛。

（2）丛集性头痛（组胺性头痛）。

（3）头痛型癫痫。

（三）发病机制

由于颅内外痛觉敏感结构内的痛觉感受器受到刺激，经痛觉传导通路传导到达大脑皮层而引起头痛。

颅内痛敏结构包括静脉窦（如矢状窦）、脑膜前动脉及中动脉、颅底硬脑膜、三叉神经（Ⅴ）、舌咽神经（Ⅸ）和迷走神经（Ⅹ）、颈内动脉近端部分及邻近 Willis 环分支、脑干中脑导水管周围灰质和丘脑感觉中继核等。

颅外痛敏结构包括颅骨骨膜、头部皮肤、皮下组织、帽状腱膜、头颈部肌肉和颅外动脉、第 2 和第 3 颈神经、眼、耳、牙齿、鼻窦、口咽部和鼻腔黏膜等。

机械、化学、生物刺激和体内生化改变作用于颅内外痛敏结构均可引起头痛。如颅内外动脉扩张或受牵拉，颅内静脉和静脉窦的移位或受牵引，脑神经和颈神经受到压迫、牵拉或炎症刺激、颅、颈部肌肉痉挛、炎症刺激或创伤，各种原因引起的脑膜刺激、颅内压异常，颅内 5- 羟色胺能神经元投射系统功能紊乱等。

（四）临床表现

头痛程度有轻有重，疼痛时间有长有短。疼痛形式多种多样，常见胀痛、闷痛、撕裂样痛、电击样疼痛、针刺样痛，部分伴有血管搏动感及头部紧箍感，以及恶心、呕吐、头晕等症状。

继发性头痛还可伴有其他系统性疾病的症状或体征，如感染性疾病常伴有发热，血管病变常伴偏瘫、失语等神经功能缺损症状等。头痛依据程度产生不同危害，病情严重可使患者丧失生活和工作能力。

（五）伴随症状

1. 伴发热

头痛同时伴发热见于脑炎、脑膜炎等感染，先头痛后出现发热见于脑出血、脑外伤等。

2. 伴呕吐

见于脑膜炎、脑炎、脑肿瘤等引起的颅内压增高等；头痛在呕吐后减轻可见于偏头痛。

3. 伴意识障碍

见于脑炎、脑膜炎、脑出血、蛛网膜下腔出血、脑肿瘤、脑外伤、一氧化碳中毒等。

4. 伴眩晕

见于小脑肿瘤、椎—基底动脉供血不足等。

（六）问诊要点

1. 病史

询问患者有无头颅外伤史、感染、发热、中毒、高血压、青光眼、鼻窦炎、偏头痛、脑炎、脑膜炎、颅脑肿瘤、使用药物史及精神疾病史等。

2. 头痛的特点

（1）头痛的病因及诱因。眼疲劳引起的头痛发生在用眼过度，尤其是较长时间近距离用眼时；紧张性头痛多因过度紧张、劳累而诱发或加重；女性偏头痛在月经期时容易发作；感染或中毒可引发头痛，并且随病情变化而减轻或加重；高血压头痛多在血压未得到控制时出现或加重；头颅外伤头痛发生在受伤后；颅脑病变头痛可发生在典型症状或诊断明确前，常与病变过程伴随。

（2）头痛的部位。大脑半球的病变疼痛多位于病变的同侧，以额部为多，并向颞部放射；小脑幕以下病变引起的头痛多位于后枕部；青光眼引起的头痛多位于眼的周围或眼上部。

（3）头痛的性质。三叉神经痛表现为颜面部发作性电击样疼痛；舌咽神经痛的特点是咽后部发作性疼痛并向耳部及枕部放射；血管性头痛为搏动样头痛。

（4）头痛的时间。鼻窦炎引起的头痛多为上午重、下午轻；紧张性头痛多在下午或傍晚时出现；颅内占位性头痛在早上起床时较明显；丛集性头痛常在夜间发生；药物引起的头痛一般出现在用药后 15～30 分钟，持续时间与药物半衰期有关。

3. 潜在风险头痛

（1）新出现的剧烈头痛。

（2）有生以来最剧烈的头痛。

（3）突发性雷鸣样头痛。

（4）劳累、咳嗽、用力大便后头痛。

（5）有意识改变。

（6）有发热或脑膜刺激征。

（7）局灶性神经系统体征。

（蔺文虎）

七、眩晕

（一）定义

头晕（dizziness）：（非眩晕性）头晕是指空间定向能力受损或障碍的感觉，没有运动的虚假或扭曲感觉，即无或非旋转性的感觉。

眩晕（vertigo）：（内在的）眩晕，是指在没有自身运动时的自身运动感觉或在正常头部运动时扭曲的自身运动感觉。涵盖了虚假的旋转感觉（旋转性眩晕）及其他虚假感觉，如摇摆、倾倒、浮动、弹跳或滑动（非旋转性眩晕）。

头晕的定义不包括眩晕性感觉，眩晕和头晕术语是明确区分的。

（二）病因

以不同发作形式和病变部位为依据分类的头晕／眩晕常见病因见表 1-4。

表 1-4　以不同发作形式和病变部位为依据分类的头晕／眩晕常见病因

病变部位	急性持续性头晕／眩晕	反复发作性头晕／眩晕	慢性持续性头晕
前庭周围系统	前庭神经炎 伴眩晕的突发性聋 急性中耳炎、迷路炎等	良性阵发性位置性眩晕 梅尼埃病等 迷路瘘管 上半规管裂综合征 前庭阵发症等	中耳／颞骨／内听道占位 双侧前庭病 内耳发育异常等
前庭中枢系统	卒中（尤其后循环） 中枢神经系统感染、脱髓鞘病等	前庭性偏头痛 短暂性脑缺血发作（尤其后循环） 痫性发作 少见发作性中枢疾病等	后颅窝占位 颅颈交接区发育异常 神经系统变性病（脑干小脑变性、遗传性共济失调）等
非前庭系统	少见	少见 多见于晕厥前心律失常，直立性低血压，药物性、颈源性疾病(如颈椎关节不稳、交感型颈椎病）或惊恐发作等	药物源性 精神心理性：持续性姿势知觉性头晕、焦虑抑郁障碍 眼源性：青光眼、白内障、眼底病变

（三）发病机制

人体平衡的维持主要依靠由前庭系统、视觉系统和本体感觉系统组成的平衡三联，其中前庭系统是维持平衡、感知机体与周围环境之间关系的最重要器官。大部分头晕／眩晕疾病主要由该系统通路病变损坏或受刺激后导致。

与头晕 / 眩晕相关的传导通路如图 1-4 所示。

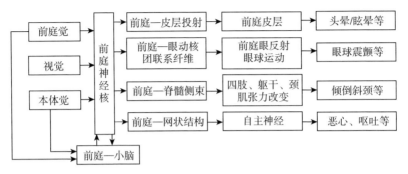

图 1-4 与头晕 / 眩晕相关的传导通路示意图

（四）临床表现

头晕、旋转感、摇摆、倾倒、浮动、弹跳或滑动的感觉。

（五）伴随症状

1. 伴自主神经症状

恶心、呕吐、心动过缓、血压变化（升高或降低）、肠蠕动亢进、便意频繁，因前庭迷走神经反射功能亢进所致，常见于前庭周围性眩晕和部分前庭中枢性眩晕。

2. 伴耳部症状

耳鸣、耳闷胀感、听力下降或听觉过敏可见于梅尼埃病；眩晕伴听力下降及耳或乳突疼痛可见于突发性聋、迷路炎、中耳炎，偶可见于小脑前下动脉供血区梗死等。

3. 伴中枢神经系统症状

复视，构音障碍，面部及肢体感觉、运动障碍或共济失调提示脑干小脑病变；如急性枕部疼痛持续存在需警惕椎—基底动脉夹层；上述症状急性发作并持续存在提示可能后循环梗死或出血；缓慢出现、持续存在的面部及肢体感觉运动障碍或共济失调提示颅颈交界区畸形、遗传性或获得性小脑性共济失调。

4. 伴心血管症状

心悸、胸闷、胸痛、面色苍白的晕厥提示心脏病变可能，如急性冠脉综合征或心律失常、肺栓塞。

5. 伴精神及情绪症状

紧张、担心、坐立不安、情绪低落、恐惧、睡眠障碍如入睡困难、易醒、早醒等提示可能合并或并发焦虑、抑郁状态,或持续性姿势——感知性头晕(persistent postural perceptual dizziness,PPPD)。

6. 伴眼部症状

双眼复视提示脑干、眼动神经、眼外肌或神经肌肉接头病变;单眼复视、单眼黑矇、单眼视力下降、斜视等提示眼球、眼内肌或视神经病变。

7. 伴颈部症状

颈肩痛、与颈部活动相关的头晕/眩晕、上肢或手指麻木,可能提示颈椎关节不稳、颈椎病、颅颈部发育异常。

(六)问诊要点

1. 起病形式及发作频率

包括急性单次持续性、反复发作性、慢性持续性。

2. 表现形式("晕"的性质)

头晕、眩晕的不同表现。需要与晕厥前(presyncope)状态、头昏、前庭视觉症状相鉴别。

3. 持续时间

(1)数秒:常见于良性阵发性位置性眩晕(benign paroxysmal positional vertigo,BPPV)、前庭性偏头痛、梅尼埃病晚期、前庭阵发症、外淋巴瘘、上半规管裂综合征、心律失常。

(2)数分钟:常见于短暂性脑缺血发作(transient ischemic attack,TIA)、前庭性偏头痛、惊恐发作等。

(3)数十分钟至数小时:常见于梅尼埃病、前庭性偏头痛、TIA等。

(4)数天:常见于前庭神经炎、迷路炎、伴眩晕的突发性聋、前庭性偏头痛、脑血管病或脱髓鞘病等。

(5)数月至数年:常见于精神心理性头晕(如PPPD)、双侧前庭病、慢性中毒、中枢神经系统退行性疾病等。

4. 诱发因素

BPPV 常与头位或体位变化有关，如常于起床、翻身、低头、仰头时出现；前庭性偏头痛发作期也可出现与头位或体位变化有关的头晕；直立性低血压、严重椎—基底动脉狭窄可在站立体位时诱发；长期大量烟酒史为动脉粥样硬化疾病的危险因素；情绪不稳、失眠，入睡困难，早醒，多梦，常见于合并或并发精神心理性头晕（如 PPPD）；月经前期或月经期出现，伴随偏头痛，常见于前庭性偏头痛；Valsalva 动作（排便，屏气）、大声等诱发的眩晕可见于外淋巴瘘、上半规管裂综合征。

（雷　敏）

八、心悸

（一）定义

心悸是一种自觉症状，是指患者感觉到心脏强有力、快速或不规则跳动且令人不适。

（二）病因

引起心悸的常见原因包括心脏疾病、内分泌和代谢疾病、精神障碍、药物影响以及违禁药品或其他物质的使用影响，具体如下。

1. 心脏疾病

（1）心律失常，包括出现新的心律失常或先前稳定心律失常（如房颤）的心率发生明显变化。引起心悸的心律失常包括快速性心律失常、缓慢性心律失常和异位搏动。

（2）其他不太常见的心脏原因，包括瓣膜性心脏病（如二尖瓣脱垂）、起搏器综合征、心房黏液瘤和高输出心脏状态（如 Paget 骨病、发热、贫血、妊娠、甲亢和血管分流，可能会出现因心脏收缩力增强和心率加快而引发的心悸现象）。

2. 代谢和内分泌疾病

与糖尿病治疗、胰岛素瘤或其他原因有关的低血糖可能会引发心悸，此外还有可出现震颤、出汗、虚弱和意识模糊。甲亢患者也可能因窦性心动过速或房颤引起心悸，且伴有发汗、非故意的体重减轻、震颤和不耐热。嗜铬细胞瘤患者可因儿茶酚胺过量出现阵发性心悸，还伴有发汗、震颤、头痛和呼吸困难等。

3. 精神障碍

心悸是多种精神障碍的临床特征，包括惊恐发作、广泛性焦虑障碍和躯体化。

4. 药物

服用某些药物，例如拟交感神经药、血管扩张剂、抗胆碱能药、β受体阻滞剂撤药期间，均可能发生心悸。

5. 咖啡因、尼古丁和其他物质的使用

敏感人群过度使用咖啡因可能会出现心悸；可卡因能诱发室上性和室性心律失常，苯丙胺能引起室上性心动过速；吸烟或使用尼古丁替代产品也可能会引起心悸。

6. 妊娠

妊娠的高输出状态会引起心悸表现，围产期心肌病可能会引起心律失常。

7. 慢性阻塞性肺疾病

慢性阻塞性肺疾病患者可能会出现心悸，常见的心律失常包括多灶性房性心动过速、房颤和室性心律失常。

（三）发病机制

心悸的发病机制尚不完全清楚，目前认为与心率及搏出量改变有关系。在心率增快时，舒张期缩短、心室充盈不足，当心室收缩时心室肌与心瓣膜的紧张度突然增加，可引起心搏增强而感心悸；在高动力循环状态，如贫血、甲亢、发热时，心脏搏出量代偿性增加，心室收缩强而有力，也会出现心悸。

（四）临床表现

心悸的临床表现为发作性心慌不安，心跳剧烈，不能自主，患者也可能将这种感觉描述为胸中快速扑动、胸中拍击感或者胸中或颈部重击感。

（五）伴随症状

不同病因的患者除心悸外，可伴有其他症状。

1. 伴心前区疼痛

多见于冠心病、心肌炎、心包炎等。

2. 伴发热

多见于急性传染病、风湿热、心肌炎、感染性心内膜炎等。

3. 伴晕厥或抽搐

可见于高度房室传导阻滞、心室颤动或阵发性心动过速、病态窦房结综合征等。

4. 伴呼吸困难

可见于急性心肌梗死、心肌炎、心包炎、心力衰竭等。

5. 伴血压下降或休克

多见于各种原因引起的急性失血。

（六）问诊要点

1. 发病年龄

发病年龄的不同有助于推测心律失常类型。自儿童期起就有快速心悸发作的患者可能存在室上性心动过速。青少年发病多见于特发性室性心动过速、先天性长 QT 综合征引起的尖端扭转型室性心动过速。年龄较大时开始出现心悸的患者多存在阵发性室上性心动过速、房性心动过速或房颤、房扑，且更可能见于结构性心脏病患者。

2. 心悸持续时间

"瞬间"心悸提示房性早搏和室性早搏，持续数分钟或更长时间的心悸提示室上性或室性心律失常。

3. 心率和心律规律

患者描述或量化心悸时的心率和规律程度有助于查明原因。例如，心率＞ 160 次／分不太可能是由窦性心动过速引起。快速有规律的节律提示阵发性室上性心动过速或室性心动过速。快速不规律的节律提示阵发性房颤、房扑或房性心动过速伴各种阻滞。

4. 伴发晕厥前兆或晕厥

心悸时可伴发头晕目眩、晕厥前兆或晕厥，应立即评估是否为影响血流动力学、可能很严重的心律失常。

5. 心悸突发突止

随机偶发且仅持续片刻的心悸通常源自早搏，而渐强发作、渐弱停止的心悸提示窦性心动过速。突发突止的心悸可能源自室上性心动过速或室性心动过速。

6. 患者自我终止心悸

患者可能诉用颈动脉窦按压或其他迷走神经动作（如 Valsalva 动作）成功自我终止心悸。这种终止模式提示室上性心动过速可能性大。

7. 与运动或情绪应激的关联

运动或情绪激动时可导致交感刺激和儿茶酚胺分泌过量，从而诱发心律失常。例如，长 QT 间期综合征患者，在剧烈运动或情绪应激期间出现尖端扭转型室性心动过速。年轻女性在轻微活动或情绪应激期间出现心悸，原因可能是对 β 肾上腺素能刺激过度敏感导致的窦性心动过速。

8. 其他临床病史

除了收集有关心悸的细节和任何相关症状的信息，患者的心脏病史（例如二尖瓣脱垂、心肌病、心肌梗死、长 QT 综合征等）和家族史、并存的躯体和精神疾病、用药和其他物质使用信息，以及重点回顾一些症状，可能有助于缩小诊断范围。

（刘庆萱）

九、晕厥

（一）定义

晕厥（syncope）又称为昏厥，是指大脑一过性广泛供血不足或缺氧所致的短暂的意识丧失状态，发作时患者因肌力消失不能保持正常姿势而倒地。一般为突然发作，自主恢复，很少有后遗症。

（二）病因

发生晕厥的病因大致分为 4 类：①血管舒缩障碍；②心源性晕厥；③神经源性晕厥；④血液成分异常及其他原因引起的晕厥。

（三）发病机制

1. 血管舒缩障碍

常见为反射性晕厥，是一种常见的晕厥。

2. 心源性晕厥

由于迷走神经张力增高，导致心脏搏动抑制和全身周围血管扩张，心脏输出量降低而引起晕厥。由于严重心律失常、心肌梗死等原因引起心搏出量急骤降低所致。

3. 神经源性晕厥

由于颅内外脑血管病变或血管运动中枢本身受损导致的晕厥。

4. 血液成分异常及其他原因引起的晕厥

如重度贫血、有效循环量急骤减低、高山适应不良和低血糖性晕厥。

（四）临床表现

有或者无先兆突发意识丧失，持续数秒或数分钟后意识恢复或部分恢复。

（五）伴随症状

伴有明显的自主神经功能障碍（如面色苍白、出冷汗、恶心、乏力等）者，多见于血管抑制性晕厥或低血糖晕厥；伴心率或心律明显改变者，见于心源性晕厥；伴抽搐者见于中枢神经系统疾病、心源性晕厥；伴有头痛、呕吐、视听障碍者提示中枢神经系统疾病；伴有发热、水肿、杵状指提示心肺疾病；伴有呼吸深而快、手足发麻、抽搐者提示换气过度综合征、癔症等。

（六）问诊要点

（1）发病时环境因素。

（2）伴随症状：心悸、耳鸣、头痛、眼痛、呕吐。

（3）症状持续时间，缓解情况。

（4）既往病史：尤其是神经系统疾病、心脏疾病史。

（5）是否有近期感染疾病史。

（6）各类药物服用史（哌唑嗪、可乐定、酚苄明等）。

1）是否晕厥：眩晕有旋转感而无意识丧失；癔症多有精神诱因；癫病发作常伴口吐白沫、咬舌、抽搐等。昏迷是严重的意识障碍，表现为意识持续抽搐等。昏迷是严重的意识障碍，表现为意识持续的中断或完全丧失，持续时间长而不易迅速逆转。晕厥则无这些表现，突然发生，历时极短，自主恢复，恢复后一般不遗留后遗症状。

2）是哪种晕厥：晕厥包括心源性晕厥、血管抑制性晕厥、直立性低血压性晕厥、颈动脉窦晕厥、生理反射性晕厥（排尿晕厥、咳嗽晕厥）、脑血管晕厥（急性脑血管病变）、代谢性疾病晕厥（过度换气综合征、低血糖、缺氧）、精神神经疾病晕厥（癔病、癫痫）等。

3）注重排除心源性晕厥：心源性晕厥是心排血量突然减少，导致脑血管缺血所致的晕厥，常见于严重心律失常和急性心脏排血受阻，病情危重，常需紧急处理。

（栾鲁先）

十、抽搐与惊厥

（一）定义

抽搐与惊厥均属于不随意运动。抽搐是指全身或局部成群骨骼肌非自主的抽动或强烈收缩，常可引起关节运动和强直。当肌群收缩表现为强直性和阵挛性时，称为惊厥。惊厥表现的抽搐一般为全身性、对称性，伴有或不伴有意识丧失。惊厥的概念与癫痫既相同也不相同。癫痫全面性发作与惊厥的概念相近，而癫痫部分性发作则不应称为惊厥。

（二）病因

抽搐与惊厥的病因可分为特发性与症状性两种。特发性常由于先天性脑部不稳定状态所致；症状性病因有脑部疾病、全身性疾病和神经官能症等。

1. 脑部疾病

（1）感染：脑炎、脑膜炎、脑脓肿、脑结核瘤、脑寄生虫病、脊髓灰质炎等。

（2）外伤：如产伤、颅脑外伤，为癫痫常见病因。

（3）肿瘤：原发性肿瘤、转移瘤，常见的脑部肿瘤有胶质细胞瘤、星形细胞瘤、脑膜瘤。

（4）血管疾病：脑出血、蛛网膜下腔出血、高血压脑病、脑栓塞、脑血栓形成、脑缺氧等。另外，脑部血管畸形即便不破裂也可能引起痫性发作。

（5）其他：先天性脑发育障碍，原因未明的大脑变性，如结节性硬化、弥漫性硬化、核黄疸等。

2. 全身疾病

（1）感染：急性胃肠炎、中毒型菌痢、链球菌败血症、中耳炎、百日咳、狂犬病、破伤风等。小儿高热惊厥主要由急性感染所致。

（2）中毒：①内源性，如尿毒症、肝性脑病。②外源性，如酒精、苯、铅、砷、汞、氯喹、阿托品、樟脑、银杏、有机磷杀虫剂等中毒。

（3）心血管疾病：高血压脑病和 Adams–Stokes 综合征。

（4）代谢障碍：低血糖状态、低钙及低镁血症、高渗状态、尿毒症、肝性脑病、急性间歇性血卟啉病、子痫和维生素 B_6 缺乏等。其中低血钙可表现为典型的手足搐搦症。

（5）风湿免疫性疾病：如系统性红斑狼疮和脑血管炎。

（6）其他：突然停用安眠药、抗癫痫药，热射病、溺水、窒息和触电等。

3. 神经症

如癔症性抽搐与惊厥。此外，还有一种重要类型，即小儿惊厥（部分特发性，部分由于脑损害），热性惊厥多见于小儿。

（三）发病机制

抽搐与惊厥发病机制尚不完全清楚，一般认为可能是由于运动神经元的异常放电所致。这种病理性放电主要是神经元膜电位的不稳定引起，并与多种因素相关，可由代谢、营养、脑皮质肿物或瘢痕等激发，与遗传、免疫、内分泌、微量元素、精神因素等有关。

根据引起肌肉异常收缩兴奋信号的来源不同，抽搐与惊厥可分为两种。①大脑功能障碍：如癫痫全面性发作等。②非大脑功能障碍：如破伤风、低钙血症性抽搐等。

（四）临床表现

由于病因不同，抽搐和惊厥的临床表现形式也不一样，通常可分为全身性和局限性两种。

1. 全身性抽搐

以全身性骨骼肌痉挛为主要表现，多伴有意识丧失。

（1）癫痫全面性发作：俗称"抽风""羊角风"等。典型症状包括一开始的强直期及随后出现的阵挛期。发作时患者突然完全丧失意识及全身肌张力增高而跌倒，有时先大叫一声，继之出现两眼上翻、牙关紧闭、全身僵硬、停止呼吸、发绀，然后出现间断性抽动即进入阵挛期，此时开始深呼吸，随着呼吸动作，出现泡沫状唾液，此过程持续 1～2 分钟后患者全身松弛无力、昏睡。经几分钟或更长时间的睡眠后才逐渐恢复意识，醒后有头痛、全身乏力、酸痛等症状。

（2）癔症性发作：癔症性发作（歇斯底里发作）有时也容易误诊为癫痫，与癫痫的区别在于其可能有一定的诱因，如生气、激动或各种不良的刺激。发作时经常带有感情色彩，发作形式不固定，时间比较长，癔症性发作的患者还有多种多样的神经精神方面的症状。

（3）热性惊厥：一般发生在 6 个月至 5 岁的儿童，发作时体温多在 39℃以上。单纯性的热性惊厥不需要长期服用抗癫痫药物，及时降温可以预防惊厥的发生。

（4）低钙抽搐：发作的表现比较特殊，如手足呈鸡爪样，严重时可表现癫痫全面性发作。幼婴儿有时仅见面部抽搐，常伴有缺钙的其他症状，如鸡胸、肋膈沟等。

（5）抽动—秽语综合征：发病年龄为 2 ～ 15 岁，男女发病比为（3 ～ 4）：1。以表情肌、颈肌或上肢肌肉的迅速、反复、不规则抽动起病，表现为频繁的挤眼、缩鼻、噘嘴、皱眉、摇头、仰颈、提肩等，以后症状逐渐加重，出现躯干和四肢的暴发性不自主运动，如躯干扭动、投掷运动、踢腿等。抽动发作频繁，少则一天十几次，多则可达上百次。有 30% ～ 40% 的患儿因口喉部肌肉抽动而发出重复性暴发性无意义的单调怪声，如犬吠声、喉鸣声、咳嗽声等，50% 患儿有秽亵言语，85% 患儿有轻度或中度行为异常，表现为注意力不集中、焦躁不安、强迫行为、秽亵行为或破坏行为等。

（6）儿童憋气综合征（breath-holding syndrome）：有些儿童由于疼痛、惊恐或要求得不到满足，表现为大哭一声或几声，然后屏气、呼吸暂停，面色苍白甚至发绀，意识丧失并呈角弓反张体位，然后很快恢复，全身松软，一般 1 ～ 2 分钟自然终止。

2. 局限性抽搐

以某一局部肌肉连续性收缩为主要表现，多见于口角、眼睑、手足等。而手足搐搦症则表现间歇性双侧强直性肌痉挛，以手部最典型，呈"助产手"。

3. 危重征象

（1）长时间持续抽搐。

（2）抽搐伴剧烈头痛、呕吐。

（3）抽搐伴意识障碍。

（4）抽搐伴心律失常。

（五）伴随症状

1. 伴发热

多见于小儿的急性感染，也可见于胃肠功能紊乱、重度失水等。但惊厥也可引起发热。

2. 伴血压增高

见于高血压、肾炎、子痫、铅中毒等。

3. 伴脑膜刺激征

可见于脑膜炎、脑膜脑炎、假性脑膜炎、蛛网膜下腔出血等。

4. 伴瞳孔扩大与舌咬伤

见于癫痫全面性发作，而癔症性惊厥无此表现。

5. 伴剧烈头痛

可见于高血压、急性感染、蛛网膜下腔出血、颅脑外伤、颅内占位性病变等。

6. 伴意识丧失

见于癫痫全面性发作、重症颅脑疾病等。

（六）问诊要点

1. 一般情况

抽搐与惊厥发生的年龄、病程、发作的诱因，有无先兆，与体力活动有无关系，是否是孕妇等。

（1）年龄：儿童以习惯性抽搐、原发性癫痫及抽动秽语综合征常见；20 岁以上青壮年发作所致抽搐，多数是继发性的，即存在脑器质性病变；老年人则多考虑低钙血症、心脑血管疾病等。

（2）诱因：有无过度疲劳、大量饮酒、精神紧张、妊娠、缺氧、外伤等。

（3）部位：特别是最先开始抽搐的部位，往往提示相应皮质功能损害区；局限性抽搐的患者多数有病因，老年人局限性抽搐伴持续性头痛，提示颅内肿瘤。

2. 抽搐性质

抽搐是全身性还是局限性，呈持续强直还是间歇阵挛性。

3. 伴随症状

发作时意识状态，有无大小便失禁、舌咬伤和肌痛等，发作时的姿势。

4. 发作前后的表现

意识状态如何，有无抽动，有无定向力异常等。

5. 既往史

有无脑部疾病、全身性疾病、癔症、毒物接触和外伤等病史及相关症状，婴幼儿应询问出生情况、生长发育史等。

（张米锋）

十一、恶心与呕吐

（一）定义

恶心、呕吐是临床常见症状。恶心为上腹部不适和紧迫欲吐的感觉，可伴有迷走神经兴奋的表现，如皮肤苍白、出汗、流涎、血压减低及心动过缓等，常为呕吐的前奏。一般恶心后随之呕吐，但也可仅有恶心而无呕吐，或仅有呕吐而无恶心。呕吐是通过胃的强烈收缩迫使胃或部分小肠内容物经食管、口腔而排出体外的现象。两者均为复杂的反射动作，可由多种原因引起。

（二）病因

引起恶心与呕吐的病因复杂繁多，涉及全身多个系统，按发病系统及发病机制可归为以下4类。

1. 胃肠道及腹腔脏器病变

（1）胃炎、食管炎。

（2）消化性溃疡、出血、穿孔。

（3）消化系统肿瘤。

（4）肠梗阻、肠缺血。

（5）细菌性食物中毒。

（6）胃肠动力性疾病（如胃轻瘫）。

（7）胆囊炎、胆石症。

（8）胰腺炎。

（9）肝炎。

（10）阑尾炎。

（11）腹膜炎。

（12）肾结石。

（13）宫外孕。

2. 代谢及内分泌系统疾病

（1）水、电解质平衡紊乱。

（2）糖尿病酮症酸中毒。

（3）酒精性酮症酸中毒。

（4）甲状腺功能亢进、减退，甲亢危象。

（5）垂体功能减退，垂体危象。

（6）肾上腺皮质功能减退。

（7）慢性肾衰竭。

3. 神经系统疾病

（1）脑出血、脑梗塞、脑瘤。

（2）脑水肿、脑积水。

（3）脑膜炎、脑炎。

（4）脑震荡。

（5）颅压增高。

（6）严重头痛。

4. 其他

（1）药物和化学品中毒。

（2）急性心肌梗死。

（3）眩晕（如梅尼埃病、晕动症、内耳炎）。

（4）眼内压增加（如青光眼）。

（5）妊娠。

（6）神经性厌食，神经性多食。

（7）不明原因呕吐。

（三）发病机制

呕吐其过程可分为 3 个阶段：恶心、干呕与呕吐。恶心时胃张力和蠕动减弱，十二指肠张力增强，可伴有或不伴有十二指肠液反流；干呕时胃上部放松而胃窦部暂时收缩；呕吐时为都不持续收缩，贲门开放，腹肌收缩，腹压增加，迫使胃内容物急速而猛烈地向上反流，经食管、口腔而排出体外。

呕吐中枢位于延髓，它有两个功能不同的结构，一是神经反射中枢，即呕吐中枢，位于延髓外侧网状结构的背部，接受来自消化道、大脑皮质、内耳前庭、冠状动脉以及化学感受器出发带的传入冲动，直接支配呕吐动作；二是化学感受器触发带，位于延髓第四脑室的底面，接受各种外来的化学物质或药物（如吗啡、洋地黄等）及内代谢产物（如感染、酮中毒、尿毒症等）的刺激，并由此引发出神经冲动，传至呕吐中枢引起呕吐。

（四）临床表现

1. 基本症状

（1）恶心：引起呕吐冲动的胃内不适感。

（2）呕吐：胃反射性强烈收缩，迫使胃内容物急速吐出体外。

2. 伴随症状

（1）伴发热：应考虑感染性疾病，如急性胃肠炎、急性胆囊炎、腹膜炎等疾病可能，一些老年人还应考虑细菌性肺炎可能。

（2）伴食欲减退：应考虑消化系统肿瘤、神经性厌食症等疾病可能，注意询问患者有无体重下降，以及家族肿瘤遗传史等情况。

（3）伴多汗、唾液分泌过多：应考虑垂体功能减退、甲状腺功能亢进、肾上腺功能减退等疾病可能。

（4）伴脸色苍白：应考虑甲亢危象、垂体危象可能，以及消化道出血可能。

（5）伴胸痛、心绞痛：应考虑急性冠脉综合征可能。

（6）伴胸闷、心慌、憋气：应考虑心律失常、心功能不全等疾病可能。

（7）伴腹痛、腹胀、腹泻：应考虑消化系统疾病，如急性胃肠炎、肠梗阻、细菌性食物中毒及其他原因引起的急性食物中毒等。

（8）伴呕血（鲜红色、咖啡色）：应考虑上消化道出血可能，如十二指肠溃疡、胃溃疡、消化道肿瘤破裂出血等疾病。

（9）伴头痛、头晕、眩晕：应考虑神经系统疾病，以及前庭周围性眩晕疾病可能。

（五）问诊要点

1. 年龄、性别，女性询问月经史

女性要注意询问月经史，考虑有无早孕、宫外孕情况。

2. 大小便情况

有无腹泻、黑便、便血、便秘、排便困难、小便减少、尿血、尿频尿急等情况。

3. 呕吐特点及呕吐方式

进食过程中或餐后即刻呕吐，可能为幽门管溃疡或精神性呕吐；餐后1小时以上呕吐称延迟性呕吐，提示胃张力下降或胃排空延迟；餐后较久或数餐后呕吐，见于幽门梗阻，呕吐物可有隔夜宿食；餐后近期呕吐，特别是集体发病者，多由食物中毒所至；喷射性呕吐多为颅内高压性疾病。

4. 呕吐物性质

带发酵、腐败气味提示胃潴留，带粪臭味提示低位小肠梗阻，不含胆汁说明梗阻平面多在十二指肠乳头以上，含多量胆汁提示在此平面以下，含有大量酸性液体者多有胃泌素瘤或十二指肠溃疡，无酸味者可能为贲门狭窄或贲门失弛缓症，上消化道出血呈咖啡色样呕吐物。

5. 服药史，化学物接触史

应用阿司匹林、某些抗生素及抗癌药物，呕吐可能与药物不良反应相关。

6. 有无系统性疾病

略。

7. 精神因素，精神状态

提示神经性厌食、神经性多食疾病可能。

（郭新杰）

十二、呕血与黑便

（一）定义

呕血是上消化道疾病（指屈氏韧带以上的消化道，包括食管、胃、十二指肠、胃空肠吻合术后的空肠上段疾病及肝、胆、胰）或全身性疾病所致的上消化道出血，血液经口腔呕出。常伴有黑便，严重时可有急性周围循环衰竭的表现。

黑便是指血液由肛门排出，呈柏油样，黏稠而发亮。多见于上消化道出血。少量出血不造成粪便颜色改变，需经隐血试验才能确定，称为隐血。

每日消化道出血 > 5 mL，大便隐血试验阳性；每日出血量超过 50 mL，可出现黑便；胃内积血量超过 250 mL 可引起呕血。

（二）病因

1. 消化系统疾病

（1）食管疾病，反流性食管炎、食管异物、食管恶性肿瘤、食管憩室炎、食管贲门黏膜撕裂综合征、食管损伤、食管静脉曲张破裂出血等。

（2）胃及十二指肠疾病，最常见消化性溃疡，其次有急性糜烂出血性胃炎、胃恶性肿瘤、胃泌素瘤、恒径动脉出血（Dieulafoy 病）等。

（3）门静脉高压症引起的食管胃底静脉曲张破裂或门静脉高压性胃病出血。

2. 上消化道邻近器官或组织的疾病

胆囊结石、胆囊癌、胆道蛔虫、胆管癌、壶腹部癌可引起大量血液流入十二指肠导致呕血及黑便。少见疾病还有急、慢性胰腺炎，胰腺癌合并脓肿破溃，主动脉瘤破入食管，纵隔肿瘤破入食管等。

3. 全身性疾病

（1）血液系统疾病：血小板减少性紫癜、过敏性紫癜、白血病、血友病、霍奇金淋巴瘤、DIC、遗传性毛细血管扩张症及其他凝血机制障碍（如过量应用抗凝药）等。

（2）感染性疾病：急性重型肝炎、流行性出血热、败血症、登革热、钩端螺旋体病等。

（3）结缔组织病：系统性红斑狼疮、皮肌炎、结节性多动脉炎累及上消化道。

（4）其他：如尿毒症、呼吸功能衰竭、慢性肺源性心脏病。

呕血与黑便的病因较多，以消化性溃疡最为常见，其次为食管胃底静脉曲张破裂出血、急性糜烂出血性胃炎和胃癌。病因未明时，也应考虑一些少见疾病，如血管畸形、平滑肌瘤、原发性血小板减少性紫癜、血友病等。

（三）临床表现

1. 呕血与黑便

呕血前常有上腹部不适和恶心，随后呕吐血性胃内容物。其颜色视出血量的多少、血液在胃内滞留时间的长短以及出血部位不同而异。出血量多、胃内停留时间短、出血位于食管血色鲜红或黯红，常混血凝块；出血量较少或在胃内停留时间长，则因血红蛋白与胃酸作用形成酸化正铁血红蛋白，呕吐物可呈棕褐色或咖啡样。呕血的同时部分血液经肠道排出体外，可形成黑便。

2. 失血性周围循环衰竭

出血量占循环血容量 10% 以下时，患者一般无明显不适症状；出血量占循环血容量 10% ～ 20% 时，可有头晕、乏力等症状，多无血压、脉搏等变化；出血量达循环血容量的 20% 以上时，则有冷汗、四肢厥冷、心慌、脉搏增快等表现；若出血在循环血容量的 30% 以上，则有神志不清、心率加快、脉搏细弱、面色苍白、血压下降、呼吸急促等急性周围循环衰竭的表现。

3. 血液学改变

出血早期可无明显血液学改变，出血 3 ～ 4 小时后由于组织液的渗出及治疗输液等情况，血液被稀释，血红蛋白、血细胞比容逐渐降低。

4. 其他

大量呕血、黑便可出现发热、氮质血症等表现。

（四）伴随症状

1. 伴上腹痛

慢性上腹部疼痛，有周期性及节律性发作，多为消化性溃疡；中老年人，慢性上腹痛，疼痛无规律伴厌食、消瘦或贫血，应警惕胃恶性肿瘤。

2. 伴肝脾肿大

脾肿大，有腹腔积液或有腹壁静脉曲张者，提示肝硬化；肝区疼痛、肝肿大、质地硬、表面凹凸不平多为肝恶性肿瘤。

3. 伴黄疸

黄疸、寒战、发热伴右上腹疼痛并呕血者，可能由胆道疾病引起；黄疸、发热及全身皮肤及黏膜出血者，见于某些感染性疾病，如败血症、钩端螺旋体病等。

4. 伴皮肤、黏膜出血

常见于血液疾病及凝血功能障碍性疾病。

5. 伴头晕、黑矇、口渴、冷汗

提示血容量不足。伴有肠鸣、黑便，提示有活动性出血。

（五）问诊要点

近期有无口服非甾体类抗炎药物、酗酒、颅脑手术、脑血管等疾病，近期有无腹痛，疼痛有无规律，体重有无下降，有无慢性肝脏、胆囊、胰腺疾病，血液病，结缔组织病，尿毒症等病史，既往是否行内镜检查，呕血及黑便量多少，颜色及性状，是咯出还是呕出，有无服用铋剂、铁剂及进食动物血，呕血、黑便后有无心慌、胸闷、气短、头晕、出汗等症状，是否就诊过，疗效如何。

（蔡治刚）

十三、休克

（一）定义

休克（shock）是机体有效循环血容量减少、组织灌注不足，细胞代谢紊乱和功能受损的病理生理过程，由多种病因引起。组织灌注不足导致组织氧的传递、转运和利用障碍，从而发生代谢障碍，引起细胞能量物质的缺乏及细胞代谢产物的堆积。组织细胞氧供给不足和需求增加是休克的本质，产生炎症介质是休克的特征。对于休克的定义可以理解为不同原因引起的存在氧输送不足和（或）细胞氧利用障碍的危及生命的急性循环衰竭。因此恢复对其供氧、促进其有效的利用，重新建立氧的供需平衡和维护正常的细胞功能是治疗休克的关键环节。

（二）病因

通常将休克分为低血容量性休克、分布性休克、心源性休克、梗阻性休克 4 类。

1. 低血容量性休克

原因有失血、创伤、烧伤、失液等。

（1）失血性休克：消化道大出血、肝脾破裂、宫外孕、产后大出血等。

（2）创伤性休克：严重创伤、骨折和挤压伤。

（3）烧伤性休克：创面的大量血浆渗出丢失。

（4）失液性休克：重症胰腺炎、腹泻呕吐及消化道漏等。

2. 分布性休克

机制是血管收缩舒张功能调解异常，病因如下。

（1）感染性休克：肺部感染、严重外科感染等感染性疾病。

（2）神经源性休克：高度紧张、惊恐、高位脊髓损伤、脑疝、颅内高压等。

（3）过敏性休克：药物、食物或血液制品，虫、蛇等咬伤。

3. 心源性休克

各种原因引起心脏收缩和（或）舒张功能异常，引起心输出量显著降低。

常见病因：急性冠脉综合征、暴发性心肌炎、恶性心律失常、心脏结构异常。

4. 梗阻性休克

心脏内、外流出道梗阻引起的心排量与代谢的不匹配。

常见病因：急性肺动脉栓塞、急性心脏压塞、气胸、急性主动脉疾患等。

（三）发病机制

有效循环血容量锐减及组织灌注不足，以及产生炎症介质是各类休克共同的病理生理基础。一方面创伤、失血、感染等可以直接引起组织灌注不足；另一方面其产生细胞炎症反应，引起一系列炎症应答，又加重组织灌注的不足，从而促进休克的进展。

1. 微循环的变化

在有效循环量不足引起休克的过程中，占总循环量20%的微循环也发生相应的变化。

（1）微循环收缩期：休克早期，由于有效循环血容量显著减少，此时机体通过主动脉弓和颈动脉窦压力感受器引起血管舒缩中枢加压反射，交感—肾上腺轴兴奋以及肾素—血管紧张素分泌增加，引起心跳加快、心排血量增加以维持循环相对稳定；又通过选择性收缩外周（皮肤、骨骼肌）和内脏（如肝、脾、胃肠）的小血管使循环血量重新分布，保证心、脑等重要器官的有效灌注。由于内脏小动、静脉血管平滑肌及毛细血管前括约肌受儿茶酚胺等激素的影响发生强烈收缩，动静间短路开放，结果使外周血管阻力和回心血量均有所增加；毛细血管前括约肌收缩和后括约肌相对开放有助于组织液回吸收和血容量得到部分补偿。微循环内因前括约肌收缩而致"只出不进"，血量减少，组织仍处于低灌注、缺氧状态。若能在此时去除病因积极复苏，休克常较容易得到纠正。

（2）微循环扩张期：若休克继续进展，微循环将进一步因动静脉短路和直接通道大量开放，使原有的组织灌注不足更为加重，细胞因严重缺氧处于无氧代谢状况，出现能量不足、乳酸类产物蓄积和舒血管的介质如组胺、缓激肽等释放。直接引起毛细血管前括约肌舒张，而后括约肌则因对其敏感性低仍处于收缩状态，导致微循环内"只进不出"。结果是，血液滞留在毛细血管网内，使其静水压升高，加上毛细血管壁通透性增强，使血浆外渗、血液浓缩和血液黏稠度增加，回心血量又进一步降低，心排血量持续下降，心、脑等器官灌注不足，休克加重而进入微循环扩张期。

（3）微循环衰竭期：若病情继续发展，便进入不可逆性休克。淤滞在微循环内的血液在酸性环境中处于高凝状态，红细胞和血小板容易发生聚集并在血管内形成微血栓，甚至引起弥散性血管内凝血。此时，由于组织缺少血液灌注，细胞处于严重缺氧和缺乏能量的状态，引起细胞自溶并损害周围其他细胞。最终引起大片组织、整个器官乃至多个器官功能受损。

2. 代谢改变

（1）无氧代谢引起代谢性酸中毒：当氧释放不能满足细胞对氧的需要时，将发生无氧糖酵解。缺氧时丙酮酸在胞质内转变成乳酸，因此，随着细胞氧供减少，乳酸生成增多，丙酮酸浓度降低，即血乳酸浓度升高和乳酸/丙酮酸（L/P）比率增高。在没有其他原因造成高乳酸血症的情况下，乳酸盐的含量和 L/P 比值，可以反映患者细胞缺氧的情况。当发展至重度酸中毒 pH ＜ 7.2 时，表现为心跳缓慢、血管扩张和心排血量下降，还可使氧合血红蛋白高解曲线右移。

（2）能量代谢障碍：创伤和感染使机体处于应激状态，机体儿茶酚胺和肾上腺皮质激素明显升高，从而抑制蛋白合成、促进蛋白分解，以便为机体提供能量。上述激素水平的变化还可促进糖异生、抑制糖降解，导致血糖水平升高。在应激状态下，蛋白质作为底物被消耗，当具有特殊功能的酶类蛋白质被消耗后，则不能完成复杂的生理过程，进而导致多器官功能障碍综合征。应激时脂肪分解代谢明显增强，成为危重患者机体获取能量的主要来源。

3. 炎症介质释放

严重创伤、感染、出血等可刺激机体释放过量炎症介质，形成"瀑布样"连锁放大反应。

4. 内脏器官的继发性损害

（1）肺：休克时缺氧可使肺毛细血管内皮细胞和肺泡上皮受损，表面活性物质减少；导致部分肺泡萎陷和不张，肺水肿以及部分肺血管嵌闭或灌注不足，引起肺分流和无效腔通气增加，严重时导致急性呼吸窘迫综合征（ARDS）。

（2）肾：因血压下降、儿茶酚胺分泌增加使肾的入球血管痉挛和有效循环容量减少，肾滤过率明显下降而发生少尿。休克时，肾内血流重分布，并转向髓质，从而导致皮质区的肾小管缺血坏死，发生急性肾衰竭。

（3）脑：因脑灌注压和血流量下降将导致脑缺氧。缺血、CO_2 潴留和酸中毒会引起脑细胞肿胀、血管通透性增高而导致脑水肿和颅内压增高，严重者可发生脑疝。

（4）心：冠状动脉血流减少，导致心肌缺血；心肌微循环内血栓形成，可引起心肌的局灶性坏死。心肌含有丰富的黄嘌呤氧化酶，易遭受缺血—再灌注损伤；电解质异常也将导致心律失常和心肌的收缩功能下降。

（5）胃肠道：肠系膜血管的血管紧张素Ⅱ受体的密度高，对血管加压物质特别敏感，故休克时肠系膜上动脉血流量可减少70%。肠黏膜因灌注不足而遭受缺氧性损伤。肠黏膜上皮的机械和免疫屏障功能受损，导致肠道内的细菌或其毒素经淋巴或门静脉途径侵害机体，称为细菌移位和内毒素移位，形成肠源性感染，导致休克继续发展和多器官功能不全。

（6）肝：休克可引起肝缺血、缺氧性损伤，可破坏肝的合成与代谢功能。另外，来自胃肠道的有害物质可激活肝 Kupffer 细胞，从而释放炎症介质，引起肝小叶中央出血、肝细胞坏死等。生化检测血转氨酶、胆红素升高等代谢异常。受损肝的解毒和代谢能力均下降，可引起内毒素血症，并加重已有的代谢紊乱和酸中毒。

在整个休克的发展过程中，上述病理生理变化互为因果，形成恶性循环，加速细胞损伤及多器官功能不全的发生。

（四）临床表现

1. 休克的分期

按照休克的发病过程可分为休克代偿期和失代偿期，也称为休克早期和休克期。

（1）休克代偿期：精神紧张、兴奋或烦躁不安、皮肤苍白、四肢厥冷、心率加快、脉压小、呼吸加快、尿量正常或减少等。此时如处理及时、得当，休克可较快得到纠正，否则，病情继续发展，进入休克失代偿期。

（2）休克失代偿期：神情淡漠、反应迟钝，甚至可出现意识模糊或昏迷；出冷汗、口唇肢端发绀；血压进行性下降。严重时，全身皮肤、黏膜明显发绀，四肢厥冷，脉搏摸不清，血压测不出，尿少甚至无尿。若皮肤、黏膜出现瘀斑或消化道出血，提示病情已发展至弥散性血管内凝血阶段。若出现进行性呼吸困难、脉速、烦躁、发绀，一般吸氧而不能改善呼吸状态，应考虑并发急性呼吸窘迫综合征。

2. 休克的诊断标准

两低一高：低血压，低灌注，高乳酸。

（1）全身动脉压下降：血压下降可以是轻中度的，特别是对原有慢性高血压者。成年人低血压的典型表现是收缩压＜90 mmHg 或平均动脉压（MAP）＜70 mmHg，同时伴有心动过速。

（2）低灌注的临床征象：可表现在人体的 3 个窗口。

1）皮肤湿冷，伴血管收缩与发绀花斑，这是低血流状态强有力的证据。

2）肾脏表现，尿量＜ 0.5 mL/（kg·h）。

3）神经系统表现，神志改变，包括反应迟钝、定向力丧失与神志不清。

（3）高乳酸血症：高乳酸提示细胞氧代谢异常。

（五）诊断

1. 梗阻性休克

梗阻性休克有其特殊的治疗方案，需早期快速识别。病因一般包括急性肺动脉栓塞、急性心脏压塞、气胸、急性主动脉疾患等。临床推荐床边超声进行快速鉴别诊断。在无超声指导下，也可以通过病史、临床表现和体格检查、实验室检查及影像学检查等方法明确诊断。

急性肺动脉栓塞通常有长期卧床病史、心脏基础疾病、下肢静脉血栓或高凝状态，表现为突发的呼吸和循环同时受累，可有呼吸困难、胸痛、咯血等表现，呼气末二氧化碳分压水平明显下降,低氧血症,心电图出现 S I Q Ⅲ T Ⅲ 波群、D-二聚体明显升高，必要时需完善肺部 CT 血管造影（CT angiography, CTA）明确诊断。

急性心脏压塞一般有心脏损伤或心脏外科手术病史，或低凝状态，可能表现为呼吸困难，查体颈静脉怒张、脉压变小、心音低钝遥远、中心静脉压（CVP）增高等。结合影像学检查可辅助诊断。

气胸一般伴有同侧呼吸音减弱或消失，叩诊鼓音， 床旁 X 线胸片或肺部 CT 可明确诊断。

2. 心源性休克

排除梗阻性休克后，进一步从病史、临床表现、体格检查以及心脏生化标志物等方面来鉴别是否存在心源性休克。患者如果存在心输出量降低， 肺 / 体循环瘀血，颈静脉扩张，心脏扩大，心脏听诊奔马律，肺部听诊湿啰音，心脏生化标志物肌酸激酶同工酶（CK-MB）、 肌钙蛋白、 脑钠肽（BNP）等升高或者具有典型 X 线胸片表现（肺门区蝴蝶状渗出）则提示心源性休克可能。

3. 低血容量性休克

需进一步判断是否有容量不充足的证据。临床可通过病史（容量丢失情况，例如有无呕血及黑便、腹泻等）、临床表现（例如体位改变时黑矇、心慌、汗出等）与体格检查（脱水貌、皮肤弹性差、颈静脉充盈度、体位性低血压等情况）、血流动力学监测技术（如 CVP、动脉压力波形） 进行判断，如果存在容量严重不充足的证据，并且 CO 降低提示为低血容量性休克。

4. 分布性休克

不同于前 3 种休克，分布性休克为高动力型休克，高动力型休克脉搏强，脉压增加，肢端多温暖，毛细血管充盈时间 < 2 秒，血流动力学监测 CO 正常或增高。临床常见的分布性休克包括感染性休克、过敏性休克、神经源性休克。应仔细询问病史，进一步

了解感染指标、药物使用情况、病史信息，同时结合患者症状如发热、皮疹等鉴别休克类型并进行针对性病因学治疗。

（六）问诊要点

（1）休克治疗的关键在于早期识别休克，并进行早期干预。

（2）凡是存在严重创伤、烧伤、大出血、重症胰腺炎、重度感染、过敏和心脏病史的患者，都应想到休克。

（3）休克早期血压下降并不是一个具备良好敏感性的指标，临床中发现组织低灌注是早期识别休克的关键。早期发现组织低灌注一般通过3个观察"窗口"。

（4）休克早期血压可能无明显下降。心率增快多早于血压下降，当存在上述原发病患者出现心率增快、脉压差降低、呼吸频率增快等情况，要考虑休克已经发生。

（5）重视乳酸在休克诊断中的重要性。

（6）动态监测患者心率、血压、呼吸频率、意识、皮肤及尿量等指标变化，并及时作出评估，从而指导下一步治疗。

（7）注意患者凝血功能监测，警惕弥散性血管内凝血发生。

（8）早期快速识别引起休克的可逆性病因，及时纠正可逆因素。

（9）要注意休克患者可能存在多种休克原因并存的可能，如感染性休克患者合并心源性休克或合并应激性溃疡引起低血容量休克等。

（丛光明）

第二章
诊疗常规

一、急性心肌梗死

（一）定义

急性心肌梗死包括急性非 ST 段抬高型心肌梗死（NSTEMI）和急性 ST 段抬高型心肌梗死（STEMI）。急性心肌梗死大多是在冠脉病变的基础上，发生冠脉血供急剧减少或中断，使相应的心肌严重而持久地急性缺血所致。通常是在冠脉不稳定斑块破裂、糜烂基础上继发血栓形成导致冠状动脉血管持续、完全闭塞。

（二）诊断标准

根据典型的临床表现，特征性的心电图改变以及实验室检查可诊断。冠心病的危险因素及既往病史有助于诊断，采集的内容包括冠心病病史（心绞痛、心肌梗死、CABG 或 PCI 治疗史）、高血压、糖尿病、外周动脉疾病、脑血管疾病（缺血性卒中、颅内出血或蛛网膜下腔出血）、高脂血症及吸烟等。此外还应记录早发冠心病家族史、消化系统疾病（包括消化性溃疡、大出血、不明原因贫血或黑便）、出血性疾病、外科手术或拔牙史以及药物治疗史（他汀类药物及降压药物，抗血小板、抗凝和溶栓药物应用史）。

1.症状

典型的缺血性胸痛，胸骨后或心前区剧烈的压榨性疼痛（通常超过 10 ～ 20 分钟），可向左上臂、下颌、颈部、背或肩部放射；常伴有恶心、呕吐、大汗和呼吸困难等，部分患者可发生晕厥，含服硝酸甘油不能完全缓解。

2. 体格检查

应密切注意患者生命体征。观察患者的一般状态，有无皮肤湿冷、面色苍白、烦躁不安、颈静脉怒张等；有无肺部啰音、心律不齐、心脏杂音和奔马律；评估神经系统体征，评估心功能，建议采用 killip 分级法评估心功能。

3. 心电图通常有进行性改变

对 STEMI 的诊断、定位、确定范围、估计病情演变和预后都有帮助（表 2-1）。典型 STEMI 心电图表现特点为：① ST 段抬高呈弓背向上型，在面向坏死区周围心肌损伤区的导联上出现；②宽而深的 Q 波（病理性 Q 波），在面向透壁心肌坏死区的导联上出现；③T 波倒置，在面向损伤区周围心肌缺血区的导联上出现。在背向 MI 的导联则出现相反的改变，即 R 波增高、ST 段压低和 T 波直立并增高。

表 2-1　ST 段抬高性心肌梗死的心电图定位诊断

导联	前间隔	局限前壁	前侧壁	广泛前壁	下壁	下间壁	下侧壁	高侧壁	正后壁
V_1	+			+		+			
V_2	+			+		+			
V_3	+	+		+		+			
V_4		+		+					
V_5		+	+	+			+		
V_6			+				+		
V_7			+						+
V_8									+
AVR									
AVL		±	+	±				+	
AVF					+	+	+		

导联	前间隔	局限前壁	前侧壁	广泛前壁	下壁	下间壁	下侧壁	高侧壁	正后壁
Ⅰ		±	+	±				+	
Ⅱ					+	+	+		
Ⅲ					+	+	+		

心电图动态改变更具有临床意义：①起病数小时内，可尚无异常或出现异常高大两肢不对称的T波，为超急性期改变；②数小时后，ST段明显抬高，弓背向上，与直立的T波连接，形成单相曲线；数小时至2日内出现病理性Q波，同时R波递减，是为急性期改变。Q波在3～4天内稳定不变，以后70%～80%永久存在；③在早期如不进行治疗干预，ST段抬高持续数日至两周，逐渐回到基线水平，T波则变为平坦或倒置，是为亚急性期改变；④数周至数月后，T波呈V形倒置，两肢对称，波谷尖锐，是为慢性期改变。T波倒置可永久存在，也可在数月至数年内逐渐恢复。

NSTEMI心电图一般表现为ST段压低和T波倒置或低平改变，常持续12小时以上。

4. 实验室检查

（1）起病24～48小时后白细胞可增至（10～20）×10^9/L，中性粒细胞增多，嗜酸性粒细胞减少或消失；红细胞沉降率增快；C反应蛋白（CRP）增高，均可持续1～3周。起病数小时至两日内血中游离脂肪酸增高。

（2）血清心肌损伤标志物：心肌损伤标志物增高水平与心肌坏死范围及预后明显相关：肌红蛋白起病后2小时内升高，12小时内达高峰；24～48小时内恢复正常。肌钙蛋白I起病3～4小时后升高，cTnI于11～24小时达高峰，7～10天降至正常，cTnT于24～48小时达高峰，10～14天降至正常。这些心肌结构蛋白含量的增高是诊断急性心肌梗死的敏感指标。肌酸激酶同工酶 CK-MB 升高，在起病后 4 小时内增高，16 ～ 24 小时达高峰，3 ～ 4 天恢复正常，其增高的程度能较准确地反映梗死的范围，其高峰出现时间是否提前有助于判断溶栓治疗是否成功。

（三）治疗方案

1. 西医治疗

早期、快速并完全开通梗死相关动脉是改善急性心肌梗死患者预后的关键。尽量缩短心肌缺血总时间，包括患者自身延误、院前系统延误和院内急救延误。治疗原则是尽快恢复心肌的血液灌注（到达医院后 30 分钟内开始溶栓或 90 分钟内开始介入治疗）以挽救濒死的心肌、防止梗死扩大或缩小心肌缺血范围，保护和维持心脏功能，及时处理严重心律失常、泵衰竭和各种并发症，防止猝死，使患者不但能度过急性期，而且康复后能保持尽可能多的有功能的心肌。

（1）监护和一般治疗。

1）休息：急性期卧床休息，保持环境安静。减少探视，防止不良刺激，解除焦虑。

2）监测：所有急性心肌梗死患者应立即监测心电、血压和血氧饱和度，观察生命体征，及时发现恶性心律失常。

3）吸氧：高氧状态会导致或加重未合并低氧血症的急性心肌梗死患者心肌损伤。当患者合并低氧血症，且 $SaO_2 < 90\%$ 或 $PaO_2 < 60$ mmHg 时应吸氧。对有呼吸困难和血氧饱和度降低患者应间断或持续通过鼻导管面罩吸氧。

4）护理：急性期 12 小时卧床休息，若无并发症，24 小时内应鼓励患者在床上行肢体活动，若无低血压，第 3 天就可以在病房内走；梗死后第 4 ～ 5 天，逐步增加活动直至每天 3 次步行 100 ～ 150 m。

5）建立静脉通路，保持给药途径通畅。

（2）解除疼痛：疼痛会引起交感神经系统激活并导致血管收缩和心脏负荷增加，急性心肌梗死伴剧烈胸痛患者可考虑给予药物缓解疼痛。如吗啡或哌替啶：吗啡 2 ～ 4 mg 皮下注射或哌替啶

50～100 mg 肌肉注射，必要时 5～10 分钟后重复。但是吗啡起效慢，可引起低血压和呼吸抑制，并降低 P2Y12 受体抑制剂（如氯吡格雷和替格瑞洛）的抗血小板作用，实际应用中需注意此问题。急性心肌梗死患者常常处于焦虑状态，严重焦虑者可考虑给予中效镇静剂。

（3）抗血小板治疗。

1）阿司匹林肠溶片通过抑制血小板环氧化酶使血栓素 A2 合成减少，达到抗血小板聚集作用。无禁忌证的急性心肌梗死患者均应立即嚼服阿司匹林肠溶片 150～300 mg 负荷剂量，继以75～100 mg/d 长期维持。

2）P2Y12 受体抑制剂，包括硫酸氢氯吡格雷片、替格瑞洛片。与氯吡格雷相比，替格瑞洛显著降低低出血风险患者的缺血事件，因此推荐替格瑞洛 180 mg 负荷剂量，在替格瑞洛有禁忌证时可选用氯吡格雷 600 mg 负荷剂量（年龄＞75 岁，负荷剂量300 mg）。

3）血小板糖蛋白（GP）Ⅱb/Ⅲa 受体拮抗剂：如替罗非班、依替巴肽等作为静脉及冠状动脉用药，其作用效果相对稳定，作用于血小板聚集的终末环节，是强效抗血小板药物之一。不推荐急性心肌梗死患者造影前常规应用Ⅱb/Ⅲa 受体拮抗剂。高危患者或冠状动脉造影提示血栓负荷重、未予适当负荷量 P2Y12 受体抑制剂的患者可静脉使用替罗非班或依替巴肽。直接 PCI 时，冠状动脉内注射替罗非班有助于减少慢血流或无复流，改善心肌微循环灌注。

（4）抗凝治疗：接受 PCI 治疗的急性心肌梗死患者，术中应给予肠外抗凝药物。应权衡有效性、缺血和出血风险，选择性使用普通肝素、依诺肝素或比伐卢定。

（5）再灌注心肌治疗：再灌注治疗时间窗内，发病＜3 小时的 STEMI，直接 PCI 与溶栓同效；发病 3～12 小时，直接 PCI 优于溶栓治疗，优选直接 PCI。接受溶栓治疗的患者应在溶栓后60～90 分钟内评估溶栓有效性，溶栓失败的患者应立即行紧急补救。

（6）血管紧张素转换酶抑制剂或血管紧张素受体拮抗剂：ACE I 有助于改善恢复期心肌的重构，减少急性心肌梗死的病死率和充血性心力衰竭的发生，除非有禁忌证，应全部应用。通常在初期24小时内开始口服，防止首次应用时发生低血压，在24～48小时逐渐增加到目标剂量。

（7）调脂治疗：他汀类药物在急性期应用，可促使内皮细胞释放一氧化氮，有类硝酸酯的作用，远期有抗炎症和稳定斑块的作用，能降低冠状动脉疾病的死亡率和心肌梗死发生率。少数患者会出现肝酶和肌酶升高等不良反应。

（8）抗心律失常和传导障碍治疗：心律失常必须及时消除，以免演变为严重心律失常甚至猝死。①室颤或持续多形性室速时，尽快采用非同步直流电除颤或同步直流电复律。②室性期前收缩或室速，立即用利多卡因50～100 mg静脉注射，每5～10分钟重复一次，至期前收缩消失或总量已达300 mg，继以1～3 mg/min静脉滴注维持，如室性心律失常反复可用胺碘酮治疗。③对于缓慢性心律失常可用阿托品0.5～1 mg肌内或静脉注射。④房室传导阻滞二度或三度伴有血流动力学障碍者适合用人工心脏起搏器做临时的经静脉心内膜右心室起搏治疗，待传导阻滞消失后撤除。⑤室上性快速心律失常，选用维拉帕米、地尔硫卓、美托洛尔、洋地黄制剂或胺碘酮等药物治疗不能控制时，可考虑用同步直流电复律治疗。

（9）抗休克治疗：急性心肌梗死患者心源性休克的发生率为6%～10%，可为急性心梗的首发表现，也可以发生在急性期的任何阶段。急诊血运重建治疗可改善合并心源性休克的急性心肌梗死患者远期预后。为维持血液动力学稳定，可补充血容量，使用正性肌力药物、升压药及血管扩张剂。

（10）抗心力衰竭治疗：主要是治疗急性左心衰，以应用吗啡和利尿剂为主，也可选用血管扩张剂减轻左心室的负荷。洋地黄制剂可引起室性心律失常，故应慎用，尤其在梗死发生24小时内，尽量避免使用洋地黄制剂。右心室梗死患者慎用利尿剂。

（11）右心室心肌梗死的处理：右心室梗死与左心室梗死不同，右心室心肌梗死引起右心衰伴低血压而无左心衰竭的表现，宜扩张血容量。在血流动力学监测下静脉滴注输液，直到低血压得到纠正。若输液 1 ～ 2 L 后低血压仍未纠正，可用正性肌力药，以多巴酚丁胺为优，不宜用利尿剂。

2. 中医治疗

急性心肌梗死属于中医胸痹、真心痛范畴，其病机有虚实两方面，实证为寒凝、血瘀、气滞、痰浊，痹阻胸阳，阻滞心脉；虚证为气虚、阴伤、阳衰，肺、脾、肝、肾亏虚，心脉失养。在本病证的形成和发展过程中，大多因实致虚，也有因虚致实者。治疗应辨证论治。心血瘀阻者，活血化瘀，通脉止痛，方选血府逐瘀汤；气滞心胸者，疏肝理气，活血通络，方选柴胡疏肝散；痰浊闭阻者，通阳泄浊，豁痰宣痹，方选瓜蒌薤白半夏汤合涤痰汤；寒凝心脉者，辛温散寒，宣通心阳，方选枳实薤白桂枝汤合当归四逆汤。

真心痛是由于心脉阻塞心脏相应部位所致，由于阻塞部位和程度的不同，表现不同的临床症状。在治疗上除上述辨证论治外，尚可进行辨病治疗，可选用蝮蛇抗栓酶、蚓激酶、丹参注射液、毛冬青甲素、丹红注射液、川芎嗪等，因其具有一定程度的抗凝和溶栓作用，并可扩张冠状动脉。同时注意伴随症状的治疗，对真心痛的恢复也起着重要作用。

（四）注意事项

（1）急性心肌梗死发病快、起病急，可危及生命。平素应规律服用心血管病二级预防药物，若出现胸痛、胸闷、牙痛、喘憋等症状及时就医。

（2）注意调摄精神，避免情绪波动。防治本病必须高度重视精神调摄，避免过于激动或喜怒忧思无度，保持心情平静愉快。

（3）注意生活起居，寒温适宜。本病的诱发或发生与气候异常变化有关，故要避免寒冷，居处除保持安静、通风，还要注意寒温适宜。

（4）注意饮食调节。饮食宜清淡低盐，食勿过饱。多吃水果及富含纤维素的食物。

（5）保持大便通畅，避免用力排便，排便费力时可以药物辅助通便。

（6）烟酒等刺激之品有碍脏腑功能，应禁用。

（7）注意劳逸结合，坚持适当活动。注意适当休息，保证充足的睡眠，坚持力所能及的活动，做到动中有静，加强护理及监护。

（姜　旭）

二、恶性心律失常

（一）定义

恶性心律失常通常指恶性室性心律失常，多引起严重血流动力学障碍。常发生于有明确的器质性心脏病（如冠心病、心肌病、心力衰竭等）患者。根据心率的快慢，恶性心律失常分为快心室率型和慢心室率型。快心室率型包括室速（持续性单形性室速、多形性室速）、心室扑动（简称室扑）、心室颤动（简称室颤）等，慢心室率型包括房室传导阻滞、病窦综合征等。

（二）诊断标准

恶性心律失常的诊断需要结合症状、体征及辅助检查。

1. 症状

可能有胸闷、头晕、乏力、晕厥等。

2. 体征

根据心律失常的类型，可能有心音分裂、血压下降、动脉搏动消失等。

3. 辅助检查

主要依靠心电图。心电图能够帮助提供心律失常发病机制的相关信息，并辅助判断是否存在结构性心脏病，以及提示心律失常的可能起源部位等，是恶性心律失常最主要的诊断依据。常见恶性心律失常心电图特征标准见下。

（1）持续性单形性室速：持续性单形性室速是指单形性室速持续时间＞30秒，或持续时间虽然＜30秒，但室速发作时伴随血流动力学障碍需早期进行干预治疗，称为持续性单形性室速（图2-1）。持续性单形性室速大多发生于结构性心脏病患者，若以目前的诊断技术尚不能发现结构性心脏病，称为特发性室速。

持续性单形性室速心电图特征：①宽QRS-T形态始终恒定不变；②频率通常在150～200次/分；③心动过速发作通常呈持续性＞30秒。

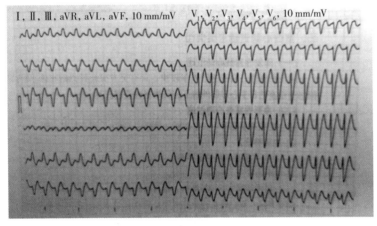

图2-1　持续性单形性室速

（2）多形性室速：多形性室速（图2-2）是指QRS波形态可以清楚识别，但连续发生变化（提示心室激动顺序不断改变）、频率＞100次/分的室性心律失常。

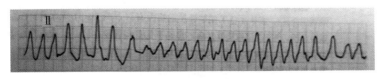

图2-2　多形性室速

多形性室速心电图特征：①宽大畸形的 QRS 波群呈 3 种或 3 种以上形态；② R-R 间期可不规则；③频率多小于 200 次 / 分；④不同形态的 QRS-T 波形逐渐发生变化，但 QRS 波群主波方向基本一致。若极性发生扭转，则成为尖端扭转性室速。

（3）尖端扭转型室速：窦性心律时存在 QT 间期延长的患者发生多形性室速，其 QRS 波常围绕心电图等电位线扭转，称为尖端扭转型室速（图 2-3）。

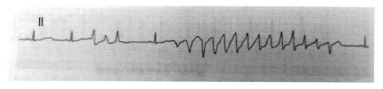

图 2-3　尖端扭转型室速

尖端扭转型室速心电图特征：①宽大畸形的 QRS 波群主波方向围绕基线上下改变；②基本心律中 Q-T 间期延长通常超过 0.5 秒，T 波和 U 波明显宽大；③频率多为 200～250 次 / 分；④由 R on T 现象室性早搏诱发；⑤成短阵反复发作，持续时间数秒，超过 8 秒以上者，可发生晕厥或者阿—斯综合征，少数发展为室颤。

（4）室扑：室扑（图 2-4）是介于室速和室颤之间的严重心律失常，临床上很少见，主要是因为持续时间短，多数很快转为心室颤动，少部分转为室性心动过速。

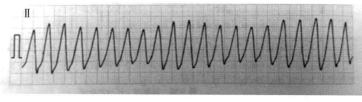

图 2-4　室扑

室扑心电图特征：①宽大畸形的 QRS 波群与 T 波融合而不能

区分，形成大振幅、形态节律规则、类似"正弦曲线"的心室波扑动波；②频率多为 180 ～ 250 次 / 分。

（5）室颤：室颤（图 2-5）是心脏停搏前的短暂征象。治疗不及时，常迅速致死。

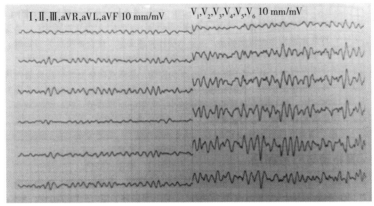

图 2-5 室颤

室颤心电图特征：① QRS 波群与 T 波完全消失，代之以形态大小不等、频率不规颤动波；②频率 250 ～ 500 次 / 分。

（6）病态窦房结综合征：病态窦房结综合征简称病窦综合征，常由年龄相关的进行性窦房结及周围心房肌组织的退行性纤维化引起。这些组织的纤维化可导致窦房结冲动形成障碍或者心房组织冲动传导异常，导致一系列缓慢性心律失常，并引起头晕、黑矇、晕厥等临床表现综合征。

病窦综合征心电图特征：①窦性心动过缓，窦性心律＜ 50 次 / 分，尤其是＜ 40 次 / 分；②窦性停搏（图 2-6），心电图上出现较长的 P-P 间歇，此间歇与短 P-P 间歇不成倍数及整数关系；③窦房传导阻滞（图 2-7），窦房传导阻滞是指窦房结冲动传导到心房时发生延缓或者是阻滞，理论上窦房的传导阻滞可以分为 3 度，一度和三度窦房传导阻滞在心电图上无法表现，只有二度窦房传导阻滞才能在心电图表现出来，表现为 P 波之间出现长间歇，是基本 PP 间期的倍数；④慢快综合征（图 2-8），许多患者在缓慢心律失常基础上出现多种快速心律失常（如阵发性室上性心动过速、房性心动过速、房扑、心房颤动），心电图表现为心动过缓与心动过速交替出现，称为慢快综合征。

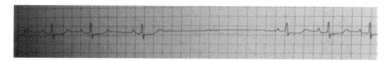

图 2-6　窦性停搏

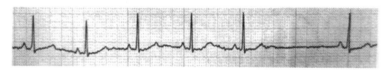

图 2-7　窦房传导阻滞

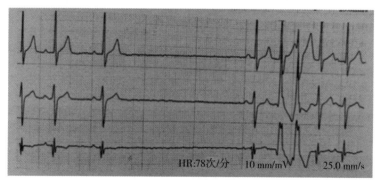

图 2-8　慢快综合征

（7）房室传导阻滞：房室传导阻滞是指由于房室传导系统某个部位的不应期异常延长，冲动自心房向心室传导的过程中，或者传导速度延缓，或者部分甚至全部冲动不能下传的现象。分为Ⅰ度房室传导阻滞、Ⅱ度房室传导阻滞（分为Ⅰ型和Ⅱ型）、Ⅲ度房室传导阻滞。

房室传导阻滞心电图特征：①Ⅰ度房室传导阻滞，每个心房冲动都传导至心室,但 PR 间期超过 0.2 秒(图 2-9);②Ⅱ度Ⅰ型房室传导阻滞,PR 间期进行性延长直至一个 P 波受阻不能下传心室,相邻 RR 间期呈进行性缩短,直至一个 P 波不能下传心室,包含受阻 P 波在内的 PP 间期<正常窦性 PP 间期的两倍(图 2-10);③Ⅱ度Ⅱ型房室传导阻滞,心房冲动传导突然阻滞,但 PR 间期恒定不变,QRS 波群有间期性脱漏,部分 P 波后无 QRS 波群(图 2-11);④Ⅲ度房室传导阻滞:P-P 与 R-R 各自规律出现,P-R 间期不固定,且心房率快于心室率(图 2-12)。

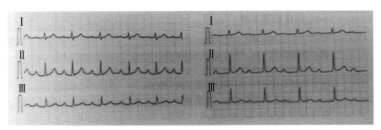

图 2-9 Ⅰ度房室传导阻滞

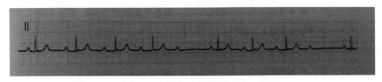

图 2-10 Ⅱ度Ⅰ型房室传导阻滞

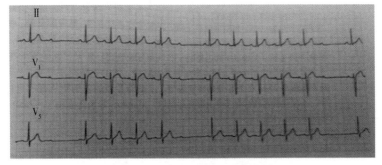

图 2-11 Ⅱ度Ⅱ型房室传导阻滞

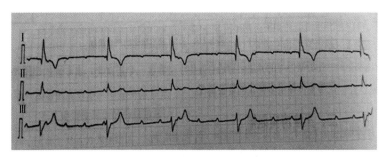

图2-12　Ⅲ度房室传导阻滞

（三）诊疗方案

1. 西医治疗

（1）恶性心律失常急诊处理的原则。

1）识别和纠正血流动力学障碍。室性心律失常急性期应根据血流动力学状态来决定处理原则。血流动力学状态不稳定包括进行性低血压、休克、急性心力衰竭、进行性缺血性胸痛、晕厥、意识障碍等。严重血流动力学障碍者，需立即电复律。电复律不能纠正或纠正后复发，需兼用药物及其他非药物处理措施。血流动力学相对稳定者，根据临床症状、心律失常性质，选用适当药物及非药物治疗策略。

2）基础疾病和诱因的纠正与处理。基础疾病和心功能状态与室性心律失常的发生关系密切。心脏的基础状态不同，心律失常的处理策略也有所不同。病因明确者，在纠正心律失常的同时应兼顾基础疾病治疗。如由急性冠脉综合征引起者，需进行冠状动脉血运重建；心力衰竭者尽快改善心功能；药物过量或低钾血症引起者应尽快消除诱因。基础疾病和心律失常可互为因果，紧急救治中孰先孰后，取决于何者为主要矛盾。当基础疾病相对稳定时，优先处理快速性心律失常；急性心肌缺血或心肌损伤所致的心律失常，应在纠正心律失常同时尽快处理基础疾病。

3）衡量获益与风险。对危及生命的室性心律失常应采取积极措施加以控制，选择更有效的药物及非药物治疗方法；对非威胁生命的室性心律失常，需要更多考虑治疗措施的安全性。

4）治疗与预防兼顾。室性心律失常纠正后易复发，要结合患者的病情确定是否采用预防措施。需要评估药物、射频消融及安装埋藏式心律转复除颤器（ICD）治疗适应证。同时也需加强基础疾病的治疗，控制诱发因素。

5）急诊应用抗心律失常药物的原则。根据基础疾病、心功能状态选择抗心律失常药物。静脉应用一种抗心律失常药物后，若疗效不满意，应先审查用药是否规范、剂量是否充足。一般不建议短期内换用或合用另外一种静脉抗心律失常药物。若心律失常仍需立即处理，宜考虑采用非药物方法如电复律等。序贯或联合应用两种以上静脉抗心律失常药物易致药物不良反应及致心律失常作用。联合应用静脉抗心律失常药物仅在室速/室颤风暴状态时才考虑。

（2）快速心室率型恶性心律失常急诊药物处理。

1）持续性单形型室速：血流动力学不稳定的持续性单形型室速需立即电复律。血流动力学稳定的持续性单形型室速可首先使用抗心律失常药，也可电复律。只要基线 QT 间期或肾功能正常，索他洛尔即可为抑制持续性单形型室速复发的首选药物。

2）特发性室速的药物治疗首选 β 受体阻滞剂及非二氢吡啶类钙通道阻滞剂，如上述两类药物无效，可选用其他抗心律失常药，如美西律、普罗帕酮、胺碘酮等。

持续性单形型室速处理流程见图 2-13。

3）多形性室速：血流动力学不稳定的多形性室速应按室颤处理，应立即电复律或电除颤。血流动力学稳定或短阵发作者，根据 QT 间期变化，分为 QT 间期延长的多形性室速（TdP）、QT 间期正常的多形性室速和短 QT 间期多形性室速，处理流程见图 2-14。

QT 间期延长的多形性室速：QT 间期延长的多形性室速称为尖端扭转型室速（TdP）。心电图显示 QT 间期延长，可分为获得性和先天性 LQTS，治疗方案分别如下。

获得性 QT 间期延长伴 TdP：

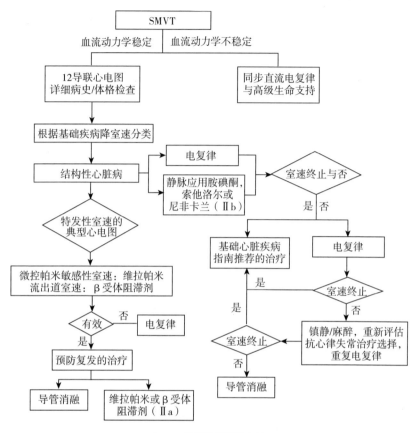

SMVT=持续性单形性室速

图 2-13 持续性单形型室速处理流程

首要措施是寻找并停用一切可引起 QT 间期延长的药物或纠正相关因素。

硫酸镁缓慢静脉注射用于发作频繁且不易自行转复者，静脉输注用于预防复发，直至 TdP 减少和 QT 间期缩短至 500 ms 以内。

静脉及口服补钾，将血钾维持在 $4.5 \sim 5.0$ mmol/L。

与心动过缓相关的 TdP，予以临时起搏治疗。未行临时起搏治疗前，异丙肾上腺素、阿托品可用于提高心室率，但不宜用于先天性 LQTS 或冠心病患者。

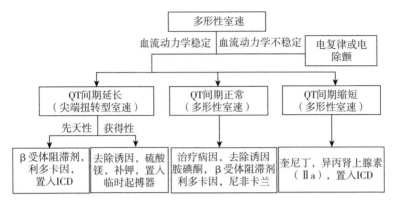

ICD=埋藏式心脏转复除颤器

图 2-14 多形性室速处理流程

部分获得性 QT 间期延长合并 TdP 的患者可能存在潜在遗传基因异常，上述治疗措施无效时，在临时起搏基础上可考虑 β 受体阻滞剂或利多卡因治疗。

不推荐使用其他抗心律失常药物。

先天性 QT 间期延长伴 TdP：

纠正电解质紊乱。

β 受体阻滞剂可作为首选药物，急性期即可开始应用。可使用非选择性的 β 受体阻滞剂普萘洛尔，也可选用其他制剂。通常所需剂量较大，应用至患者可耐受的最大剂量（静息心率维持 50 ～ 60 次 / 分）。

QT 间期正常的多形性室速：应积极纠正病因和诱因；偶尔出现的非持续多形性室速，如不伴有严重血流动力学障碍，可观察或口服 β 受体阻滞剂治疗，一般不需静脉抗心律失常药物；对于持续发作或反复发作者，可静脉应用 β 受体阻滞剂、胺碘酮、尼非卡兰或利多卡因。

QT 间期缩短的多形性室速：血流动力学稳定，反复持续性室速者，可选用奎尼丁；发生室速 / 室颤电风暴时，可选用异丙肾上腺素。

某些特殊类型的多形性室速：伴短联律间期的多形性室速，血流动力学稳定者首选静脉应用维拉帕米终止发作。维拉帕米无效者，可选用静脉胺碘酮。血流动力学不稳定或蜕变为室颤者即刻电除颤。对于反复发作者，可考虑对触发室速的室早进行射频消融。口服维拉帕米或普罗帕酮、β 受体阻滞剂预防复发。Brugada 综合征，发生多形性室速伴血流动力学障碍时，首选同步直流电复律。异丙肾上腺素可用于控制反复发作电风暴。植入 ICD 是预防心源性猝死的唯一有效方法。植入 ICD 后反复放电者，可考虑加用奎尼丁治疗。

4）室颤 / 无脉性室速是心搏骤停（SCA）的常见形式。SCA 一旦发生，如得不到及时抢救复苏，4 ～ 6 分钟后会造成脑和其他重要器官组织的不可逆的损害，因此 SCA 后应立即心肺复苏（CPR）。

5）室速 / 室颤风暴是指 24 小时内发作 3 次及以上室速 / 室颤的危重状态。根据心律失常的血流动力学耐受性及伴随疾病的严重程度进行危险分层。常需要电复律、药物及非药物等综合措施的紧急处理，具体流程见图 2-15。

（3）快心室率型恶性心律失常非药物治疗。治疗快心室率型恶性心律失常的非药物治疗有植入 ICD、导管消融、外科消融等方式。

（4）慢心室率型心律失常治疗。

1）病态窦房结综合征治疗。对于症状性或血流动力学不稳定性的病态窦房结综合征（SND）患者，应使用阿托品提高窦性心律。①因服用过量钙通道阻滞剂而伴有症状或血流动力学损害的心动过缓患者，静脉注射钙剂可以增加心率并改善症状。②对于因服用过量 β 受体阻滞剂或钙通道阻滞剂而伴有症状或血流动力学受损的心动过缓患者，应使用胰高血糖素增加心率和改善症状。③对于因地高辛毒性而伴有症状或血流动力学损害的心动过缓患者，应使用地高辛 Fab 抗体片段增加心率和改善症状。④在伴有症状或血流动力学损害且冠状动脉缺血可能较低的 SND 患者中，可以考虑使用异丙肾上腺素、多巴胺、多巴酚丁胺或肾上腺素增加心率和改善症状。⑤对于药物难治性、持续血流动力学不稳定的 SND 患者，可植入永久性起搏器纠正心动过缓。

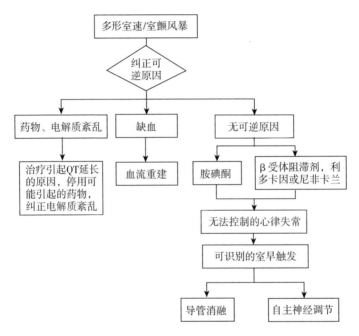

图 2-15　室速 / 室颤风暴

2）房室传导阻滞治疗。①急性房室传导阻滞的药物治疗适应证：对于二度或三度房室传导阻滞患者，若存在心动过缓相关症状或血流动力学不稳定，首选阿托品以改善房室传导、提高心率、改善症状。若房室传导阻滞病因排除急性冠状动脉缺血，可考虑使用 β 受体激动剂，如异丙肾上腺素、多巴胺、肾上腺素等提高心室率。对于急性冠状动脉缺血引起的房室传导阻滞，可考虑静脉使用氨茶碱提高心室率。②急诊临时起搏治疗适应证：a. 对于存在心动过缓相关症状或血流动力学不稳定的二度或三度房室传导阻滞患者，应予以临时经静脉起搏。b. 若临时经静脉起搏时间较长，应选择外接永久电极导线。③永久起搏治疗适应证：a.可逆性二度Ⅱ型、高度及三度房室传导阻滞，不论有无症状，均推荐永久起搏。b.持续性房颤合并症状性心动过缓患者，推荐永久起搏。c.对于需药物治疗心律失常或其他疾病所致症状性房室传导阻滞患者，若无可替代治疗方案，推荐永久起搏。d.一度或二度Ⅰ型房室传导阻滞合并相关心动过缓症状，应永久起搏。

2. 中医治疗

恶性心律失常经西医急救处理病情稳定后，可进行中医辨证治疗。本病属于中医心悸范畴，根据病机既有先天禀赋不足、饮食劳倦或情志所伤，也有因感受外邪或药物中毒所致。证候多为虚实相兼，虚者为脏腑气血阴阳亏虚，心神失养；实者多为痰饮、瘀血阻滞心脉和火邪上扰心神致心脉不畅，心神不宁。病位在心，发病与脾、肾、肺、肝功能失调有关，病性总属本虚标实，临床表现多为虚实夹杂。

（1）药物治疗。

1）气阴两虚证：以心悸怔忡、五心烦热、气短、乏力为主症，兼见头晕口干、失眠多梦等症，舌红，少苔，脉细数兼结代。

治法：益气养阴，宁心安神。

方药：生脉散加味。党参10 g，麦冬10 g，五味子10 g，黄芪30 g，炙甘草6 g，生地黄10 g，当归12 g，石菖蒲12 g，苦参10 g。

加减：兼见胸痛舌黯，加郁金、丹参各12 g以活血通脉；兼见心虚胆怯、少寐多眠，加酸枣仁10 g，珍珠母（先煎）30 g以镇惊宁心安神；兼见胸闷，加紫苏梗、郁金各12 g以宽胸理气。

中成药：①稳心颗粒，冲服，每次9 g，每日3次；②生脉胶囊，口服，每次3粒，每日3次。

2）心阳不振证：以心悸怔忡、形寒肢冷为主症，兼见胸闷气短、面色白、畏寒喜温，或伴心痛等症，舌淡，苔白，脉沉迟或结代。

治法：温补心阳。

方药：桂枝甘草龙骨牡蛎汤加减。桂枝10 g，炙甘草10 g，龙骨（先煎）20 g，牡蛎（先煎）20 g，附子（先煎）12 g，党参12 g，丹参 12 g，木瓜 10 g。

加减：瘀血明显，加当归、赤芍各 12 g，三七粉（冲服）3 g 以活血通脉；心阳虚甚，上凌于心，加茯苓 30 g，白术、泽泻各 12 g 以健脾利水。

中成药：复心宁胶囊，口服，每次 4 粒，每日 3 次。

3）心脉瘀阻证：以心悸怔忡、心前区刺痛、入夜尤甚为主症，兼见面色紫黯、唇甲青紫等症，舌质紫黯或有瘀斑，脉涩或结代。

治法：活血化瘀通脉。

方药：桃仁红花煎加减。桃仁 10 g，红花 10 g，丹参 12 g，赤芍 12 g，川芎 10 g，延胡索 12 g，香附 12 g，青皮 12 g，生地黄 12 g，当归 12 g，龙骨（先煎）30 g，牡蛎（先煎）30 g，三七粉（冲服）3 g。

加减：兼气虚，去青皮、香附，加人参、黄芪、黄精各 12 g 以补气益气；兼阳虚，加淫羊藿 12 g，附子（先煎）12 g，肉桂 6 g 以温经通阳；心悸不宁，失眠多梦，加炒酸枣仁 10 g，远志 15 g 以养心安神。

中成药：①血府逐瘀口服液，口服，每次 10 mL，每日 3 次；②稳心颗粒，冲服，每次 9 g，每日 3 次。

4）肝气郁结证：以心悸怔忡、胸闷胁胀、情绪变化可诱发或加重为主症，兼见嗳气叹息、心烦失眠、大便不畅等症，舌质黯红，苔薄黄，脉弦或结代。

治法：疏肝解郁，调畅气机。

方药：柴胡疏肝散加减。柴胡 10 g，枳壳 10 g，白芍 12 g，当归 10 g，郁金 10 g，川芎 10 g，香附 10 g，炙甘草 8 g，玫瑰花 6 g。

加减：兼见气郁化火，加黄芩、栀子、牡丹皮各 10 g 以清热泻火；兼见气滞血瘀，加丹参、赤芍、延胡索各以活血通脉；兼见肝气犯胃，加代赭石（先煎）20 g，陈皮 12 g，姜半夏 6 g 以和胃降逆；兼见肝脾不和，加白术、茯苓、党参各 12 g 以健脾扶土。

中成药：舒肝止痛丸，口服，每次 4.5 g，每日 3 次。

5）痰湿阻滞证：以心悸怔忡、胸脘胀满为主症，兼见口黏纳呆、大便黏而不爽等症，舌质黯红，苔白厚腻或黄腻，脉滑。

治法：燥湿健脾，化痰通络。

方药：瓜蒌薤白半夏汤合温胆汤加减。瓜蒌 30 g，薤白 10 g，法半夏 10 g，陈皮 10 g，枳实 10 g，竹茹 10 g，茯苓 10 g，白术 10 g，党参 10 g。

加减：兼湿郁化热，口苦，苔黄腻，加苦参、黄芩各 12 g 以清热燥湿；兼眩晕头重如裹，加佩兰、广藿香各 10 g 以芳香化浊；瘀血明显，舌质紫黯，加丹参、赤芍各 12 g 以活血通脉。

中成药：温胆宁心颗粒，口服，每次 6 g，每日 2 次。

（2）其他治法。

1）针刺。

体针

主穴：内关、神门、心俞、厥阴俞、巨阙、膻中。

气阴两伤者，加百会、太溪；心阳不振者，加关元、足三里；心脉瘀阻者，加曲泽、膈俞；肝气郁结者，加行间、太冲；痰湿阻滞者，加丰隆。实证针用泻法，虚证针用补法。

耳针

取穴心、交感、神门、枕。发作期采用毫针轻刺激，每日 1 次，两耳交替；症状缓解后可用王不留行贴压，每 2～3 日 1 次，两耳交替。

2）推拿。

选穴：内关、神门、足三里、心俞、肝俞、厥阴俞、肾俞。

患者取坐位或仰卧位，术者用拇指抵住穴位，用力揉捻各 1 分钟。

（四）注意事项

（1）恶性心律失常是导致心脏性猝死的主要原因，应该引起患者及其家属的高度重视，一旦出现心悸、胸闷、胸痛、黑矇、晕厥等相关症状，立即医院就医。心律稳定后，需要积极寻找病因，对因处理。

（2）保持情绪平稳，避免劳累、寒冷、腹泻、发热等诱因，在医生的指导下规律服药和复查。对于曾经发生过心律失常，或药物治疗不易控制的情况下，建议患者进行导管消融、ICD 植入等非药物手段。

（刘庆萱）

三、高血压急症

（一）定义

1. 高血压

在未使用降压药物的情况下，非同日 3 次测量诊室收缩压（SBP）≥ 140 mmHg 和（或）舒张压（DBP）≥ 90 mmHg。根据血压升高水平，将高血压分为：高血压 1 级，收缩压 140 ～ 159 mmHg 和（或）舒张压 90 ～ 99 mmHg；高血压 2 级，收缩压 160 ～ 179 mmHg 和（或）舒张压 100 ～ 109 mmHg；高血压 3 级，收缩压≥ 180 mmHg 和（或）舒张压≥ 110 mmHg。

2. 高血压急症

（1）短时间内血压严重升高［收缩压＞ 180 和（或）舒张压＞ 120 mmHg］。

（2）伴有高血压相关靶器官损害（hyprtension mediated organ damage，HMOD），或靶器官原有功能受损进行性加重的一组临床综合征。

3. 高血压亚急症

曾用来描述需要立即治疗但无高血压相关靶器官损害的情况。可伴有单纯头晕、面色苍白、烦躁不安、多汗、心悸、心率增快、手足震颤和尿频等非特异性症状。

4. 高血压危象

既往定义包括高血压急症和亚急症，是高血压急危重症的合称。

（二）诊断标准

（1）收缩压≥ 220 mmHg 和（或）舒张压≥ 140 mmHg，无论有无症状均应诊断为高血压急症。

（2）高血压 2 级或 3 级伴有心、脑、肾、视网膜和大动脉等重要靶器官发生急性功能严重障碍，甚至衰竭。

（3）多数患者有原发性或继发性高血压病史，少数患者可因高血压急症而发病。需注意高血压患者血压升高的速度较血压升高水平更重要，如短期内平均压升高＞30%，有重要临床意义。

（三）治疗方案

1. 西医治疗方案

（1）急诊治疗：心电监测，包括监测血压、心率、心律、心电图、指尖血氧饱和度；建立静脉通路；吸氧；安静，放松情绪。

（2）降压治疗原则。

1）在严密监测血压、尿量和生命体征的情况下，应视临床情况的不同，使用短效静脉降压药物。

2）降压过程中要严密观察靶器官功能状况，如神经系统症状和体征的变化，胸痛是否加重等。

3）由于已经存在靶器官损害，过快或过度降压容易导致组织灌注压降低，诱发缺血事件。因此，起始降压目标并非使血压正常，而是渐进地将血压调控至不太高的水平，最大限度地防止或减轻心、脑、肾等靶器官损害。

4）在处理高血压急症时，应注意针对已经出现的靶器官损害进行治疗。

（3）个体化原则及用药。

1）急性冠脉综合征：严格控制血压和心率，主要目的是降低心脏后负荷，减少心肌耗氧量，改善心肌缺血。治疗时限：立刻。降压目标：将血压控制在130/80 mmHg以下，但维持舒张压＞60 mmHg。药物选择：硝酸酯类（硝酸甘油）、β受体阻滞剂（拉贝洛尔）、地尔硫卓、乌拉地尔、ACEI、ARB、利尿剂。

2）主动脉夹层：快速降低血压和控制心率，减小主动脉壁压力及病变进展。在保证组织灌注条件下，快速把血压和心率降至尽可能低的水平。治疗时限：立刻。降压目标：收缩压至少＜120 mmHg，心率50～60次/分。药物选择：首选β受体阻滞剂（艾司洛尔，可选美托洛尔或拉贝洛尔），并联合尼卡地平、硝普钠、乌拉地尔等。

3）急性心力衰竭：降低心脏前、后负荷，袢利尿剂和血管扩张剂是治疗的关键。治疗时限：立刻。降压目标：第 1 个小时内 MAP 的降低幅度不超过治疗前水平的 25%，目标收缩压 < 140 mmHg，为保证冠状动脉灌注血压，不应低于 120/70 mmHg。药物选择：首选硝普钠或硝酸甘油（联合袢利尿剂），次选乌拉地尔（联合袢利尿剂）、ACEI、ARB。

4）急性缺血性脑卒中：缺血性脑卒中第一个 48 小时内收缩压降低对预后无明显影响。治疗时限：积极降压可降低脑灌注，造成神经损害加重，应延缓降压，除非血压很高（> 220/120 mmHg）考虑降压治疗，除非计划溶栓（> 180/110 mmHg）考虑降压治疗。降压目标：①溶栓，1 小时内将 MAP 降低 15%，血压 < 180/110 mmHg；②不溶栓，降压应谨慎，当收缩压 > 220 mmHg 或舒张压 > 120 mmHg，或合并其他靶器官损害时可控制性降压，在第 1 个 24 小时内将 MAP 降低 15% 是安全的，但收缩压不宜低于 160 mmHg。药物选择：拉贝洛尔、尼卡地平、乌拉地尔。

5）急性脑出血：降压对脑循环的利弊仍不明确，降压可减少再出血和脑水肿，但有可能加重脑缺血。降低颅内压重于降血压，脑出血量大、占位效应明显需要使用甘露醇等脱水治疗。治疗时限：立刻。降压目标：无明显禁忌时，将收缩压维持在 130 ～ 180 mmHg 是恰当的。药物选择：首选拉贝洛尔、尼卡地平、乌拉地尔，可联合甘露醇等脱水剂。

6）蛛网膜下腔出血（SAH）：SAH 分为外伤性和非外伤性，后者主要原因是动脉瘤破裂。降低血压减少出血加重风险，但要避免血压过低影响脑灌注。所有动脉瘤性 SAH（aSAH）患者均推荐使用尼莫地平以改善神经结局。治疗时限：立刻。降压目标：维持在高出基础血压 20% 左右，动脉瘤手术后收缩压可维持在 140 ～ 160 mmHg；药物选择：尼卡地平、尼莫地平、乌拉地尔、拉贝洛尔。

7）高血压脑病：高血压脑病的诊断必须要除外出血性、缺血性脑卒中。高血压性脑病的降压策略是控制性降压，避免血压下降过快导致脑灌注不足。治疗时限：第 1 个小时内。降压目标：将 MAP 降低 20% ～ 25%，初步降压目标 160 ～ 180 mmHg/100 ～ 110 mmHg。药物选择：拉贝洛尔、尼卡地平、硝普钠，可联合甘露醇等脱水降颅压。

8）恶性高血压：可同时存在急性肾衰竭和（或）血栓性微血管病（thrombotic microangiopathy, TMA），其降压速度不宜过快。治疗时限：数小时内。降压目标：将 MAP 降低 20% ～ 25%。药物选择：拉贝洛尔、尼卡地平、乌拉地尔。

9）合并肾功能不全：选用增加或不减少肾血流量的降压药，避免使用有肾脏毒性作用的降压药，以及经肾排泄或代谢的降压药，剂量应用常规的 1/3 ～ 1/2，根据药物的血浆半衰期和患者内生肌酐清除率决定用药剂量及方法。治疗时限：数小时内。降压目标：1 ～ 2 个小时内使平均动脉压下降 10% ～ 25%，平均动脉压在第 1 个小时下降 10%，第 2 个小时下降 10%～ 15%；一般以降至 150 ～ 160 mmHg/90 ～ 100 mmHg 为宜，以免降低肾血流量，加重氮质血症。药物选择：拉贝洛尔或尼卡地平，也可使用硝普钠或乌拉地尔替代。

10）嗜铬细胞瘤危象：嗜铬细胞瘤危象目前无明确的降压目标和降压速度，但由于周期性释放的儿茶酚胺半衰期短，导致嗜铬细胞瘤患者血压波动较大，降压时必须严密监测，防止低血压发生，手术切除肿瘤是根本的治疗方法。治疗时限：术前 24 小时。降压目标：嗜铬细胞瘤危象术前 24 小时血压控制在 160/90 mmHg 以下。药物选择：首选 α 受体阻滞剂如酚妥拉明、乌拉地尔，也可选择硝普钠、尼卡地平，不单独使用 β 受体阻滞剂。

11）子痫及子痫前期：治疗时限：立刻。降压目标：将血压降至＜ 160/110 mmHg，孕妇并发器官功能损伤者血压应＜ 140/90 mmHg，且不低于 130/80 mmHg。药物选择：拉贝洛尔、尼卡地平、肼屈嗪。

2. 中医治疗方案

本病治疗当以急则治其标为原则，临床急救常用清开灵或醒脑静注射液静脉点滴。当出现脱证时，偏于气阴俱伤，选用参麦注射液静点；偏于阳气暴脱，选用参附注射液静点。

（1）肝阳上亢：平素时有头晕或头痛、头胀、心烦易怒、急躁，突发头痛加剧，面赤，呕吐，行走不稳，甚至昏仆，不省人事，体强痉拘急，大便秘结，舌红，苔黄，脉弦紧。治宜平肝潜阳。方选羚角钩藤汤加减。

（2）痰浊上扰：平素头晕头胀，痰多泛恶，突然头晕头胀或头痛加剧，或呕吐泛涎，昏厥倒地。舌黯淡、苔白腻，脉弦滑。治宜化痰息风开窍。方选涤痰汤加减。

（3）痰热腑实：平素过食肥甘厚腻，突然头晕急剧，昏厥倒地，甚则神志不清，鼻鼾痰鸣，肢体强痉拘急，项强身热，口臭，大便秘结。舌红苔黄腻，脉弦数。治宜泻腑通热，化痰醒脑。方选桃仁承气汤加减。

（4）阴虚阳亢：平素腰酸耳鸣，头烦健忘，突发情志相激而发病，症见头痛剧烈，恶心眩晕，躁扰不宁，便干尿赤，舌红少苔，脉弦细而数。治宜育阴潜阳，息风活络。方选镇肝熄风汤加减。

（四）注意事项

高血压急症的临床表现各异，但均有血压升高，同时出现靶器官损害的临床特点。诊断的关键是要确认靶器官急性损害的证据。高血压急症治疗根据不同靶器官损害而不同，采取紧急措施保护靶器官是高血压急症治疗的关键。需要选用静脉降压药物，并遵循个体化、依据降压目标值调整的原则，有计划、分步骤快速平稳降低血压，以更好地保护靶器官，改善高血压急症预后。

高血压急症是危及患者生命的临床危急重症，在急救中，需注意以下3点。

（1）尽快完善相关检查，如尿常规、急诊生化、床边心电图、眼底检查等。当出现神经系统症状或体征时，必须行影像学检查以排除急性脑血管意外。

（2）西医降压，中医缓解症状。高血压急症患者常有多种临床表现，如眩晕、头痛、耳鸣、耳聋、视物昏花、失眠等，影响患者的正常生活和工作，采用西医降压、中医辨证论治，血压下降的同时，上述症状随之缓解，加快患者康复。

（3）静脉用药期间，加强监护，以免造成血压过低，组织器官灌注不足。

对于大部分高血压急症患者，急诊治疗的同时建议患者专科住院进一步诊疗，急诊的治疗和理化检查具有局限性。如患者拒绝住院，要求血压平稳后离院，应明确告知其离院后风险，并且告知其需要专科进一步诊疗的必要性，签署病情告知书后方可允许患者离院。

（郭新杰）

四、主动脉夹层

（一）定义

是指主动脉腔内的血液从主动脉内膜撕裂口进入主动脉中膜，并沿主动脉长轴方向扩展，造成主动脉真假两腔分离的一种病理改变，因通常呈继发瘤样改变，故将其称为主动脉夹层动脉瘤。

急性起病，突发剧烈疼痛、休克和血肿压迫相应的主动脉分支血管时呈现的脏器缺血症状。发病率与年龄呈正相关，50～70岁为高发年龄，男性较女性高发。主动脉夹层是心血管疾病的灾难性危重急症，如不及时诊治，48小时内死亡率可高达50%，主要致死原因为主动脉夹层动脉瘤破裂至胸、腹腔或者心包腔，进行性纵隔、腹膜后出血，以及急性心力衰竭或者肾衰竭等。

（二）诊断标准

1. 分型

最经常使用的分型或分类系统为 De Bakey 分型，根据夹层的起源及受累的部位分为 3 型（图 2-16）。

Ⅰ型：夹层起源于升主动脉，扩展超越主动脉弓到降主动脉，甚至腹主动脉，此型最多见。

Ⅱ型：夹层起源并局限于升主动脉。

Ⅲ型：病变起源于降主动脉左锁骨下动脉开口远端，并向远端扩展，可直至腹主动脉。

Stanford 分型将主动脉夹层动脉瘤又分为 A、B 两型，无论夹层起源于哪一部位，只要累及升主动脉称为 A 型，相当于 De Bakey Ⅰ型和Ⅱ型，夹层起源于胸降主动脉且未累及升主动脉称为 B 型，相当于 De Bakey Ⅲ型。

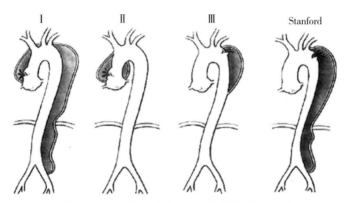

图 2-16 根据主动脉夹层的起源及受累分型

2. 临床表现特点

（1）疼痛。急性突发剧烈疼痛，疼痛是本病最主要和最常见的症状，约 90% 患者以突发前胸或胸背部持续性、撕裂样或刀割样剧痛起病。疼痛可放射到肩背部，尤其可沿肩胛间区向胸、腹部以及下肢等处放射。疼痛部位与病变位置有关。值得引起临床注意的是，发生夹层动脉瘤而无疼痛的病例，例如 Marfan 综合征、激素治疗者以及其他极少数病例。

（2）血压变动：95% 以上患者合并高血压，两上肢或上下肢血压相差较大，一般超过 15 mmHg，如果呈现心脏压塞、血胸或冠状动脉供血受阻引起心肌梗死，则可能呈现低血压，严重的休克仅见于夹层瘤破入胸、腹内腔时。

（3）累及其他血管。①夹层累及主动脉瓣及冠状动脉开口处，可出现主动脉瓣关闭不全及冠脉缺血症状。②夹层累及颈动脉、无名动脉造成动脉缺血，从而出现神经系统缺血症状，患者可有头晕、一过性晕厥、精神失常，甚至发生缺血性脑卒中等。③四肢缺血症状。夹层累及腹主动脉或髂动脉可暗示为急性下肢缺血。体检常发现脉搏减弱、消失，肢体发凉和发暗等，严重时可导致死亡。④内脏缺血。肾动脉供血受累时，可出现血尿、少尿以及其他肾功能损害症状。肠系膜上动脉受累可引起肠坏死，黄疸及血清氨基转移酶升高则提示肝动脉闭塞缺血。

3. 辅助检查

（1）X线胸片与心电图：一般均无特异性诊断价值，胸片可有主动脉增宽；除在很少数急性心包积血时可有急性心包炎改变，或累及冠状动脉时可出现下壁心肌梗死的心电图改变外，一般无特异性 ST-T 改变，故急性胸痛患者的心电图常作为与急性心肌梗死鉴别的重要手段。

（2）超声心动图：可识别真、假腔或查获主动脉的内膜裂口下垂物，其优点是可在床旁检查，敏感度为 59% ～ 85%，特异度为 63% ～ 96%。经食管超声心动图检测更具优势，敏感度可达 98% ～ 99%，特异度为 94% ～ 97%，但对局限于升主动脉远端和主动脉弓部的病变因受主气道内空气的影响，超声探测可能漏诊。

（3）CT血管造影及磁共振血管造影：均有很高的诊断价值，其敏感度与特异度可达 98% 左右。

（4）数字减影血管造影（DSA）：对Ⅲ型主动脉夹层的诊断价值可与主动脉造影媲美，而对Ⅰ、Ⅱ型的分辨力较差。

（三）治疗方案

本病系危重急症，死亡率高，如不处理约 3% 猝死，两天内死亡占 37% ～ 50% 甚至 72%，一周内 60% ～ 70% 甚至 91% 死亡，Ⅲ型较Ⅰ、Ⅱ型预后好。

1. 即刻处理

（1）严密监测血流动力学指标，包括血压、心率、心律及出入量等；凡有心力衰竭或低血压者还应监测中心静脉压和心排血量等。

（2）绝对卧床休息，强效镇静与镇痛，需要时注射小剂量吗啡镇痛及镇静。

2. 随后的治疗应按以下原则

（1）急性期患者无论是否采用介入或手术治疗均应首先给予强化的内科药物治疗，如积极控制血压、血糖等。

（2）升主动脉夹层特别是涉及主动脉瓣或心包内有渗液者宜行急诊外科手术。

（3）降主动脉夹层急性期病情进展迅速，病变局部血管直径≥5 cm 或有血管并发症者应争取介入治疗置入支架（动脉腔内隔绝术）。夹层范围无特殊血管并发症时，可试行内科药物保守治疗，若一周不缓解或发生特殊并发症，如血压控制欠佳、疼痛顽固、夹层扩展或破裂，呈现神经系统损害或证明有隔下动脉分支受累等，应立即行介入或手术治疗。

3. 药物治疗

降压，迅速将收缩压降至＜（100～120）mmHg（13.3～16 kPa）或更低，可静滴乌拉地尔、硝酸甘油、硝普钠。

β 受体阻滞剂减慢心率至 60～70 次/分及降低左心室张力和收缩力，以防止夹层进一步扩展。β 受体阻滞剂经静脉给药作用更快。

4. 介入治疗

导管介入术治疗主动脉夹层，在主动脉内置入带膜支架，压闭撕裂口，扩张真腔。目前，此项技术已成为治疗降主动脉夹层的优选方案，不但疗效明显优于传统的内科保守治疗和外科手术治疗，而且防止了外科手术的风险，减少术后并发症，总体死亡率也显著降低。

5. 外科手术治疗

修补撕裂口，排空假腔或人工血管移植术，手术死亡率及术后并发症发生率均很高。仅适用于升主动脉夹层及少数降主动脉夹层有严重并发症者。

6. 中医治疗

（1）病机：主动脉夹层撕裂胸痛属中医真心痛范畴，中医是指以心胸部位疼痛、憋闷，或伴有心悸、气短为主要症状的一种病症，起病急，病情变化快者，称为急性心痛。历代文献中又称为心痛、厥心痛、卒心痛、真心痛、胸痹等。导致心痛的主要病机为胸阳被遏，心脉闭阻或心脉失养。病性属于虚实错杂。西医学中的冠状动脉粥样硬化性心脏病伴发急性冠脉综合征，包括主动脉夹层撕裂、肺栓塞、急性气胸等能够引起急性心痛的病症可参照本病辨证施治。

（2）证候诊断。

1）寒凝心脉：胸中闷痛，痛如锥刺，或胸痛彻背，心痛甚，冷汗出，面色苍白，心悸气短，四肢厥冷。

舌脉：舌质黯红，舌苔薄白或白腻，脉沉迟或沉紧。

2）痰瘀闭阻：胸痹钝痛，痛有定处，胸闷气短，形体肥胖，身重困倦，脘痞纳呆，唇舌紫，大便不爽。

舌脉：舌体胖大，或边有齿痕，舌质黯紫或淡黯，舌苔白腻，脉涩或弦滑或结代。

3）阳虚厥脱：胸痛剧烈，大汗淋漓，四肢厥冷，畏寒蜷卧，甚则神志昏迷，面色苍白，口唇青紫。

舌脉：舌质紫黯，脉数或缓或结代或雀啄或屋漏。

（3）治则治法：真心痛多以寒凝痰瘀之邪闭遏胸阳，或素体气阳两虚，因劳而耗气伤阳，使胸阳不振，心脉瘀滞。治以扶正祛邪，予以振扶胸阳、祛瘀化痰、通络止痛之法。阳虚厥脱者，以益气回阳固脱法治之。

（四）注意事项

（1）卧床休息，尽量不要活动，避免导致血压升高的各种诱因。

（2）调整饮食，以清淡和易消化的食物为主，可以吃一些富含维生素C的蔬菜和水果，既可以提高抵抗力，也可以预防便秘。禁食辛辣油腻食物，禁烟酒。

（3）保持大便通畅，因为用力排便时会增加腹腔压力，有可能导致血管破裂大出血。

（4）尽快进行专科治疗。

急性主动脉夹层动脉瘤诊治处理流程见图 2-17。

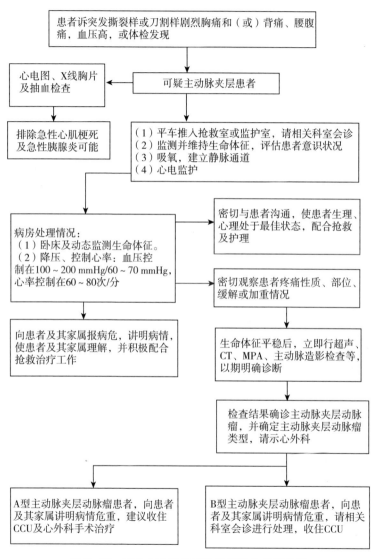

图 2-17 急诊主动脉夹层动脉瘤诊治处理流程

（张国庆）

五、急性心力衰竭

（一）定义

心力衰竭是多种原因导致心脏结构和（或）功能的异常改变，使心室收缩和（或）舒张功能发生障碍，从而引起的一组复杂临床综合征，主要表现为呼吸困难、疲乏和液体潴留（肺瘀血、体循环瘀血及外周水肿）等，以及血浆利钠肽水平升高。

急性心力衰竭（AHF）是指继发于心脏功能异常而迅速发生或恶化的症状和体征，并伴有血浆利钠肽水平的升高，临床上可以表现为新发的 AHF 以及急性失代偿心力衰竭（ADHF），其中 ADHF 多见。急性心力衰竭分为急性左心衰竭和急性右心衰竭，前者最常见。

（二）诊断标准

AHF 的诊断应具备 3 个要素：AHF 的病因或诱因、新发生或恶化的心衰症状和体征、血浆利钠肽水平升高。

1. 急性心力衰竭的病因和诱因

对于急性心力衰竭患者，应积极查找病因和诱因。新发心力衰竭的常见病因为急性心肌坏死和（或）损伤（如急性冠状动脉综合征、重症心肌炎等）和急性血流动力学障碍（如急性瓣膜关闭不全、高血压危象、心包压塞）。慢性心力衰竭急性失代偿｜常有一个或多个诱因，如血压显著升高、急性冠状动脉综合征、心律失常、感染、治疗依从性差、急性肺栓塞、贫血、慢性阻塞性肺疾病（COPD）急性加重、围手术期、肾功能恶化、甲状腺功能异常、药物（如非甾体类抗炎药、皮质激素、负性肌力药物）等。

2. 临床表现

AHF 临床表现以肺瘀血 / 肺水肿、体循环瘀血以及低心排血量和组织器官低灌注为特征，严重者并发急性呼吸衰竭、心源性休克。

（1）肺瘀血 / 肺水肿的症状和体征：端坐呼吸、夜间阵发性呼吸困难、咳嗽并咯血痰或粉红色泡沫痰、发绀、肺部湿啰音伴或不伴哮鸣音、P_2 亢进、S_3 和（或）S_4 奔马律。

（2）体循环瘀血的症状和体征：颈静脉充盈或怒张、外周水肿（双侧）、肝瘀血（肿大伴压痛）、肝—颈静脉回流征、胃肠瘀血（腹胀、纳差）、胸腔或腹腔积液。

（3）低心排血量与组织器官低灌注的表现：低血压（收缩压 < 90 mmHg）、四肢皮肤湿冷、少尿 [尿量 < 0.5 mL/（kg·h）]、意识模糊、头晕、血乳酸升高、肝功能异常、血肌酐增长 ≥ 1 倍或肾小球滤过率下降 > 50%。需注意，低灌注常伴有低血压，但不等同于低血压。

（4）心源性休克（cardiogenic shock）：是指因心脏功能障碍导致心排血量明显减少而引起组织器官严重灌注不足的临床综合征，常见于急性心肌梗死（acute myocardial infarction, AMI）、暴发性心肌炎等，也可能是进展的 ADHF。主要表现为：没有低血容量存在的情况下，收缩压 < 90 mmHg 持续超过 30 分钟，或需要血管收缩药才能维持收缩压 > 90 mmHg；存在肺瘀血或左室充盈压升高（肺毛细血管楔压 ≥ 18 mmHg），心排血指数显著降低 [CI ≤ 2.2 L/（min·m²）]；同时伴有至少一个组织器官低灌注的表现，如意识改变、皮肤湿冷、少尿、血乳酸升高等。

（5）呼吸衰竭：是由于心力衰竭、肺瘀血或肺水肿所导致的严重呼吸功能障碍，引起动脉血氧分压（PaO_2）降低，标准大气压下静息呼吸空气时 PaO_2 < 60 mmHg，伴或不伴有动脉血二氧化碳分压（$PaCO_2$）增高（ > 50 mmHg）而出现一系列病理生理紊乱的临床综合征。

3. 血浆 B 型钠尿肽（B-type natriuretic peptides，BNP）或 N 末端 B 型钠尿肽前体（NT-proBNP）

有助于鉴别心源性和非心源性呼吸困难，在 AHF 的诊断与鉴别诊断中有重要价值。所有疑似 AHF 的呼吸困难患者均应进行检测，其诊断 AHF 的界值分别为：BNP > 400 pg/mL；NT-proBNP 需参考年龄因素，50 岁以下 > 450 pg/mL、50 ~ 75 岁 > 900 pg/

mL、75 岁以上＞1800 pg/mL，肾功能不全 [肾小球滤过率＜60 mL/（min•1.73 m^2）] 时应＞1200 pg/mL。利钠肽敏感度较高，阴性预测价值突出，当血 BNP ＜100 pg/mL、NT-proBNP ＜300 pg/mL，基本可排除 AHF。介于诊断和排除标准之间的利钠肽水平应基于患者的临床表现并着重参考心肺超声等结果综合判定。

（三）治疗方案

1. 西医治疗

（1）初始评估与紧急处理：紧急评估循环、呼吸（包括气道）和意识状态，并给予必要的支持治疗。

1）完善心电图，检测血浆利钠肽和心肌肌钙蛋白，无创监测脉搏血氧饱和度（SpO$_2$）、血压、呼吸频率及连续心电监测等。

2）若 SpO$_2$ ＜90％，应及时给予常规氧疗如鼻导管或面罩吸氧，对于呼吸困难明显的患者除非禁忌证可尽早使用无创正压通气治疗，或经鼻高流量湿化氧疗，必要时可考虑气管插管行有创通气支持。

3）建立静脉通路，若需要应用升压药物，可首选去甲肾上腺素，也可酌情使用多巴胺、间羟胺，维持循环基本稳定；或根据患者高血压和（或）瘀血程度决定血管扩张剂、利尿剂的应用。

4）在急诊循环和（或）呼吸评估与支持基本稳定的同时，尽快采取综合措施迅速识别出 AHF 的致命性病因以及促使心功能恶化的各种可逆性因素（如急性冠脉综合征、高血压急症、严重心律失常、急性机械性损伤、急性肺栓塞、急性感染、心包压塞等），给予相应紧急处理。

（2）诊断与进一步综合评估。

1）病史与临床表现：新发急性心肌梗死或病毒性心肌炎等心脏病变，既往有基础心脏病和(或)心衰史、有前述诱因。符合肺瘀血、体循环瘀血以及组织器官低灌注为特征的各种症状及体征。

2）心脏生物学标志物检查：血浆 B 型钠尿肽（BNP）或 N 末端 B 型钠尿肽前体（NT-proBNP）是临床诊断 AHF 的良好生物学标志物。心肌肌钙蛋白对 AMI 的诊断有明确意义，也用于肺血栓栓塞危险分层。高敏心肌肌钙蛋白（hs-cTnI）对评价早期、进展性心肌损伤及其严重程度的意义越来越受到重视，可独立评估 AHF 患者的死亡和再住院等不良预后。AHF 诊治处理流程见图 2-18。

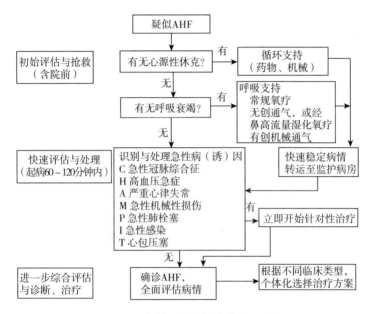

图 2-18　急性心力衰竭诊治处理流程

3）心电图：AHF 患者的心电图极少完全正常，其阴性评价意义较高，对于呼吸困难的快速诊断不可或缺。虽然心力衰竭患者的心电图表现缺乏特异度，但心电图异常对于协助确定心力衰竭的心脏病因和（或）诱因如心肌梗死、心律失常等很有价值。

4）胸部 X 线 /CT：胸部影像学检查对 AHF 的诊断很重要，其典型表现为肺静脉瘀血、胸腔积液、间质性或肺泡性肺水肿，心影增大。胸部影像学检查还能为肺炎、气胸等疾病的鉴别诊断提供依据。

5）超声心动图与肺部超声：超声心动图可准确评价心脏形态、

结构、运动与功能，尤其可清晰甄别收缩功能还是舒张功能异常。对于首发 AHF 和心脏功能不明的患者，应当早期（入院 24 ～ 48 小时内）检查；对血流动力学不稳定特别是心源性休克，或是怀疑有致命性的心脏结构和功能异常的患者（如机械并发症、急性瓣膜返流、主动脉夹层等），应紧急行床旁超声心动图检查。

肺部超声发现肺瘀血、肺间质水肿的征象（增多的 B 线，呈现肺 "火箭征"），可鉴别患者的呼吸困难是 AHF 或是非心源性原因，在诊断和监测肺瘀血 / 肺水肿、评价治疗和病情变化的作用确定，已成为管理心力衰竭患者一种可定量、简单、快速和动态评估的方法。

6）动脉血气分析：动脉血气分析对于诊断 AHF 并发的呼吸衰竭有重要价值，并提供酸碱平衡失调等关键信息，是判断 AHF 病情严重程度、指导治疗的必要检查之一。

7）其他辅助检查：一些实验室指标的检查有助于发现 AHF 的部分病因和诱因，综合评价患者病情与预后，如全血细胞计数、血乳酸、尿素氮（BUN）、血肌酐（Scr）、电解质、肝功能、血糖、D- 二聚体等。

（3）临床分型与分级（表 2-2）。

表 2-2　AHF 临床分型

分型	组织低灌注	肺 / 体循环瘀血
暖而干型	—	—
暖而湿型	—	+
冷而干型	+	—
冷而湿型	+	+

1）根据肺 / 体循环瘀血（干湿）和组织器官低灌注（暖冷）的临床表现分型。根据是否存在肺 / 体循环瘀血（干湿）和组织器官低灌注（暖冷）的临床表现，快速地将 AHF 分为 4 型，其中以

暖而湿型最常见。此临床分型与血流动力学分类是相对的，不仅提供对于病情严重程度和危险分层的起始评价并据此提供治疗指导，而且对预后评估有一定价值。该分型的突出优势还在于简洁，便于快速应用，特别适用于 AHF 急诊管理。

2）Killip 分级：急性心肌梗死出现 AHF 可应用 Killip 分级，其与患者的近期病死率相关，见表 2-3。

表 2-3　AMI 的 killip 分级

分级	表现	近期病死率（%）
Ⅰ级	无明显心功能损害，肺部无啰音	6
Ⅱ级	轻—中度心衰，肺部啰音和 S_3 奔马律，X 线检查示肺瘀血	17
Ⅲ级	重度心力衰竭，肺啰音超过两肺野 50%，X 线检查示肺水肿	38
Ⅳ级	心源性休克，伴或不伴肺水肿	81

（4）监测与持续评估：AHF 患者均应监测症状和体征、心率和心律、呼吸频率、血压和 SpO_2 的变化等。严格控制与记录出入量，条件允许可每日称体重，动态监测肾功能、血乳酸和电解质，反复评估患者的瘀血证据与容量状态。

（5）治疗：早期急诊抢救以迅速稳定血流动力学状态、纠正低氧、改善症状、维护重要器官灌注和功能为主，后续阶段应进一步明确与纠正心力衰竭的病因和诱因、控制症状和瘀血、预防血栓栓塞，病情趋于稳定后优化治疗方案，制定随访计划，改善远期预后 。AHF 治疗原则为减轻心脏前后负荷、改善心脏收缩与舒张功能、积极去除诱因以及治疗原发病因。

1）一般处理。①调整体位：静息时呼吸困难明显者，应取半卧位或端坐位，双腿下垂以减少回心血量，降低心脏前负荷。②吸氧：无低氧血症的患者不应常规吸氧。当 $SpO_2 < 90\%$ 或动脉

血氧分压（PaO_2）< 60 mmHg 时应给予氧疗，使患者 SpO_2 ≥ 95%（伴 COPD 者 SpO_2 > 90%）。方式：a. 鼻导管吸氧，低氧流量（1 ~ 2 L/min）开始，若无 CO_2 潴留，可采用高流量给氧（6 ~ 8 L/min）。b. 面罩吸氧：适用于伴呼吸性碱中毒的患者。当常规氧疗效果不满意或呼吸频率 > 25 次 / 分、SpO_2 < 90% 的患者除外禁忌证应尽早使用无创正压通气。两种方式包括持续气道正压（continuous positive airway pressure, CPAP）和双水平气道正压（bi-level positive airway pressure, BiPAP），其中对于有二氧化碳潴留者，应首先考虑 BiPAP 模式。③镇静：阿片类药物如吗啡可缓解焦虑和呼吸困难，急性肺水肿患者谨慎使用。应密切观察疗效和呼吸抑制的不良反应。伴明显和持续低血压、休克、意识障碍、COPD 等患者禁忌使用。

2）根据急性心力衰竭临床分型确定治疗方案，同时治疗心力衰竭病因（图 2-19）。①"干暖"：最轻的状态，机体容量状态和外周组织灌注尚可，只要调整口服药物即可。②"干冷"：机体处于低血容量状态、出现外周组织低灌注，首先适当扩容，如低灌注仍无法纠正可给予正性肌力药物。③"湿暖"：为最常见类型，分为血管型和心脏型两种，前者由液体血管内再分布引起，高血压为主要表现，首选血管扩张药，其次为利尿剂；后者由液体潴留引起，瘀血为主要表现，首选利尿剂，其次为血管扩张药，如利尿剂抵抗可行超滤治疗。④"湿冷"：最危重的状态，提示机体容量负荷重且外周组织灌注差，如收缩压 ≥ 90 mmHg，则给予血管扩张药、利尿剂，若治疗效果欠佳可考虑使用正性肌力药物；如收缩压 < 90 mmHg，则首选正性肌力药物，若无效可考虑使用血管收缩药，当低灌注纠正后再使用利尿剂。对药物治疗无反应的患者，可行机械循环支持治疗。

3）容量管理：肺瘀血、体循环瘀血及水肿明显者应严格限制饮水量和静脉输液速度。无明显低血容量（如大出血、严重脱水、大汗淋漓等）者，每天摄入液体量一般宜在 1500 mL 以内，不要超过 2000 mL。保持每天出入量负平衡约 500 mL，严重肺水肿患者水负平衡为 1000 ～ 2000 mL/d，甚至可达 3000 ～ 5000 mL/d，以减少水钠潴留，缓解症状。3 ～ 5 天后，如肺瘀血、水肿明显消退，应减少水负平衡量，逐渐过渡到出入量大体平衡。在负平衡下应注意防止发生低血容量、低钾血症和低钠血症等。同时限制钠摄入＜ 2 g/d。

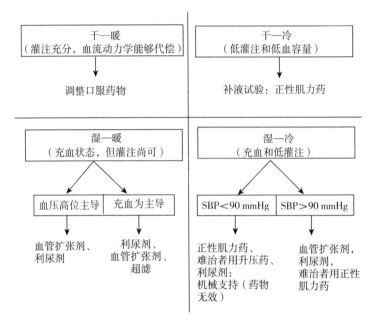

图 2-19　急性心力衰竭不同分型治疗方案

4）药物治疗：利尿剂、血管扩张剂、正性肌力药是治疗 AHF 的主要药物。①利尿剂：利尿剂是治疗心衰的重要药物，无论病因如何，有容量超负荷证据的 AHF 患者均应在初始治疗中采用静脉输注利尿剂，但对于有低灌注表现的 AHF 患者，在达到足够的灌注前，应避免应用利尿剂。袢利尿剂作为治疗 AHF 的一线药物，多首选静脉注射或滴注。常用有呋塞米（速尿）、布美他尼或托拉塞米。在瘀血的 AHF 患者使用袢利尿剂后的前 6 小时每小时尿量＜（100 ～ 150）mL 和（或）2 小时尿钠含量＜（50 ～

70）mEq，一般提示对利尿剂反应不良。推荐早期评价利尿剂反应，以识别利尿剂抵抗患者，通过调整给药方式、增加剂量、联合应用利尿剂（如噻嗪类、血管加压素受体拮抗剂）或其他药物（如 rh-BNP）等快速改善利尿效果。应注意监测血电解质和肾功能，过度利尿可能引起低血容量、AKI 与电解质紊乱如低钾血症等。②血管扩张剂：经静脉常用的血管扩张剂包括硝酸酯类、硝普钠、α 受体阻滞剂（乌拉地尔），重组人脑利钠肽。血管扩张剂可降低静脉张力（优化前负荷）和动脉张力（降低后负荷），是治疗 AHF 的重要部分，特别是对伴有高血压的 AHF 治疗有效。收缩压是评估患者是否适宜应用此类药物的重要指标。SBP > 110 mmHg 的 AHF 患者可安全使用；SBP（90 ~ 110）mmHg 的患者可酌情谨慎使用，临床严密观察；SBP < 90 mmHg 或有症状性低血压的患者避免使用血管扩张剂。血管扩张剂在初始治疗时通常选择静脉用药，监测血压，根据其变化及时调整剂量，直至心力衰竭的症状缓解或收缩压降至 110 mmHg 左右。避免过度降压，其与预后不良相关。③正性肌力药：临床上应用的正性肌力药主要包括儿茶酚胺类、磷酸二酯酶抑制剂、钙增敏剂和洋地黄类药。对于 LVEF 降低与低心排血量的 AHF 患者，如果存在低血压等组织灌注不足，或在采取氧疗、利尿和可耐受血管扩张剂治疗的情况下仍有肺水肿，静脉给予正性肌力药以缓解症状。使用静脉正性肌力药时需监测血压、心律（率）。应用正性肌力药后仍存在低血压的心源性休克患者，可给予血管收缩药提升平均动脉压和增加重要器官灌注。去甲肾上腺素具有不增加心室率、不增加心肌氧耗的优势，不良反应较少且病死率较低，为心源性休克首选。④抗凝治疗：抗凝治疗（如低分子量肝素）建议用于深静脉血栓和肺栓塞发生风险较高且无抗凝治疗禁忌证的患者。⑤改善预后的药物：慢性 HFrEF 患者出现失代偿和心力衰竭恶化，如无血流动力学不稳定或禁忌证，可继续原有的优化药物治疗方案，包括 β 受体阻滞剂、ACEI/ARB/ARNI、醛固酮受体拮抗剂，可根据病情适当调整用量。但血流动力学不稳定（收缩压 < 85 mmHg，心率 < 50

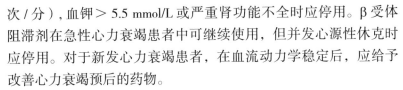

次 / 分），血钾＞ 5.5 mmol/L 或严重肾功能不全时应停用。β 受体阻滞剂在急性心力衰竭患者中可继续使用，但并发心源性休克时应停用。对于新发心力衰竭患者，在血流动力学稳定后，应给予改善心力衰竭预后的药物。

5）非药物治疗：主动脉内球囊反搏（IABP），机械通气，肾脏替代治疗，机械循环辅助装置。

2. 中医治疗

（1）中医急救治疗：中医认为本病为本虚标实，虚为心阳气虚，实为水、痰、瘀血、邪气，故治疗当以强心利水，温阳益气，祛痰活血，以标本同治为原则。临床急救偏于气虚或气阴两虚的患者可使用参脉注射液或生脉注射液静脉推注；偏于阳虚或阳虚寒痰的患者可使用参附注射液静推。针灸、走罐等中医特色疗法也可在辨证论治的原则下参与临床急救。

（2）中医辨证论治：在中西医急救病情趋向稳定的情况下，发挥中医辨证治疗的优势与特点，综合治疗。

1）气阴亏虚：心悸，气短，疲乏，动则汗出，自汗或盗汗，头晕心烦，口干，面颧黯红，舌质红少苔，脉细数无力或结代。

治宜益气养阴，方选生脉散加减。中成药用生脉注射液或参脉注射液静滴。若阴虚较重，加当归、白芍养血合营；气虚明显者，加白术、茯苓、甘草健脾益气。

2）气虚血瘀：心悸气短，胸胁作痛，颈部青筋暴露，胁下痞块，下肢浮肿，面色灰青，唇青甲紫，舌质紫黯或有瘀点、瘀斑，脉涩或结代。

治宜益气活血，方选人参养荣汤合桃红四物汤加减。若胸痛重者，加枳壳、降香、郁金理气活血止痛。

3）阳虚水泛：心悸气短或不得平卧，咯吐泡沫痰，面肢浮肿，畏寒肢冷，烦躁出汗，额面灰白，口唇青紫，尿少腹胀，或伴胸腔积液、腹水，舌黯淡或黯红，舌苔白滑，脉细促或结代。

治宜温阳利水，方选真武汤加减。针刺内关、膻中、合谷。艾灸足三里、百会、命门。若气虚甚者，加生晒参、黄芪以益气；

若水肿重者，加北五加皮、茯苓利水消肿。

4）痰饮阻肺：心悸气急，咳嗽喘促，不能平卧，咯吐白痰或痰黄黏稠，胸脘痞闷，头晕目眩，尿少浮肿，或伴痰鸣，或发热口渴，舌苔白腻或黄腻，脉弦滑或滑数。

治宜泻肺化痰，方选葶苈大枣泻肺汤加减。若寒痰较重，加干姜、细辛温化痰饮；若咳嗽喘促重者，加莱菔子、苏子下气祛痰；若痰饮内蕴化热者，可改用清金化痰汤合苇茎汤加减。

（四）注意事项

（1）怀疑 AHF 患者应仔细询问 AHF 相关病史、症状和本次发作的心源性或非心源性诱因。

（2）全面评估肺瘀血、体循环瘀血和（或）组织器官低灌注的表现，注意乏力、咳嗽及胃肠道不适等早期肺/体循环瘀血表现。

（3）常规进行血浆利钠肽、心肌肌钙蛋白、心电图、胸部 X 线检查，实验室检查（全血细胞计数，乳酸、电解质、肌酐、尿素氮、转氨酶、胆红素等）以明确诊断，综合评估病情。

（4）尽早（24～48 小时内）行超声心动图检查，明确心脏结构、运动与功能。

（5）怀疑 AHF 的呼吸困难患者应立即启动评估、诊断（如心电图、血浆利钠肽检测）与无创监测。

（6）伴低氧血症患者给予吸氧，呼吸困难明显者除非禁忌证可应用无创正压通气治疗。

（7）怀疑 AHF 的呼吸困难患者应建立静脉通路，根据患者血压、肺瘀血等情况使用血管活性（扩张或收缩）药和（或）利尿剂，维持循环基本稳定。

（8）应迅速识别 AHF 的致命性病因及促使心功能恶化的各种可逆性因素（如 ACS、高血压急症、严重心律失常、急性肺栓塞、急性机械性损伤、急性感染、心包压塞等），并紧急处理。

（9）治疗过程中严密监测患者的生命体征和 SpO_2、肾功能、电解质等，反复评估患者的瘀血证据和容量状态。

（10）药物治疗效果不佳的心源性休克患者及时启用机械通

气、机械循环辅助装置等非药物方式。

（11）加强健康教育、控制危险因素、减少再住院率。

（丛光明）

六、急性呼吸衰竭

（一）定义

呼吸衰竭（respiratory failure）是各种原因引起的肺通气和（或）换气功能障碍，不能进行有效的气体交换，导致缺氧（或）伴二氧化碳潴留，从而引起一系列生理功能和代谢紊乱的临床综合征。其标准为海平面静息状态呼吸空气的情况下动脉血氧分压 $PaO_2 < 60\ mmHg$，同时伴有或不伴有动脉血二氧化碳分压 $PaCO_2 > 50\ mmHg$。

呼吸衰竭分类方法很多，临床中以下面两种分类方式最为常用。①根据其病理生理和动脉血气分析结果分为两个类型：Ⅰ型呼吸衰竭是由于换气功能障碍所致，缺氧，$PaO_2 < 60\ mmHg$，不伴有二氧化碳潴留，$PaCO_2$ 正常或下降；Ⅱ型呼吸衰竭是由于通气功能障碍所致，既有缺氧，$PaO_2 < 60\ mmHg$，又伴有二氧化碳潴留，$PaCO_2 > 50\ mmHg$。②根据呼吸功能障碍起因的急缓、病程的长短又可分为急性和慢性呼吸衰竭两型，但两者之间并无确切的时间界限。一般而言，急性呼吸衰竭在数秒或小时内迅速发生，病情危重，需及时抢救才能挽救患者的生命；慢性呼吸衰竭是在数日或更长的时间内缓慢发展，机体多产生一系列代偿反应，主要是血浆 HCO_3^- 代偿性升高。

根据本病临床特点，在中医主要属于"喘证""喘脱""暴喘""哮病"等危急病症范畴。

（二）诊断标准

1. 临床表现

呼吸困难，呼吸频率大于 30 次/分或呼吸浅慢和呼吸节律改变；发绀；心率加快；出汗多；头痛，烦躁不安，扑翼样震颤，精神错乱，嗜睡，以及昏迷。

2. 体格检查

胸廓扩张度降低，呼吸音降低；球结膜充血，水肿；瞳孔缩小，视神经盘水肿。

3. 辅助检查

动脉血气分析（呼吸衰竭诊断金指标）：静息状态未经氧疗的情况下 $PaO_2 < 60$ mmHg，伴有或不伴有 $PaCO_2 > 50$ mmHg 可明确诊断。

肺功能检测：有助于了解原发疾病及严重程度。

呼吸肌功能检测：呼吸肌无力的原因及程度。

胸部 X 线及 CT 和核素扫描：有助于了解原发疾病及严重程度。

（三）治疗方案

1. 西医治疗

（1）通畅气道、维持有效通气。急性呼吸衰竭多发病突然，现场要及时采取抢救复苏措施，防止严重缺氧、二氧化碳潴留和酸中毒，保护神经、循环、肾脏等重要脏器的功能。呼吸停止后 4～6 分钟是抢救成功的关键时间，要立即通畅气道，有效清除上气道分泌物、异物，避免误吸；急性喉头水肿可应用 1：1000 的肾上腺素 0.3 mL 皮下注射；湿化痰液，鼓励患者翻身拍背，促进痰拍出，痰液黏稠不易咳出时，可用乙酰半胱氨酸溶液雾化吸入或用支气管解痉剂（异丙托溴铵等）雾化吸入扩张支气管，必要时给予糖皮质激素以缓解支气管痉挛，有条件或用纤维支气管镜将分泌物吸出。上述措施无效时及早行气管插管或气管切开建立人工气道，并应用呼吸机辅助通气。

（2）合理氧疗。根据患者呼吸衰竭分型是否伴有二氧化碳潴留选择适当的氧疗方案。Ⅱ型呼吸衰竭患者，因通气功能障碍，需严格控制吸氧浓度，临床以低浓度氧（FiO$_2$ < 30%）为主，即纠正缺氧，又不消除缺氧对呼吸的兴奋作用，以防氧疗后 $PaCO_2$ 进行性升高；换气功能障碍的Ⅰ型呼吸衰竭患者，可根据病情调

节氧流量，以达到纠正低氧血症的目的。

（3）使用呼吸兴奋剂及机械通气。增加通气量是治疗二氧化碳潴留的根本措施，现临床常采用呼吸兴奋剂和机械通气的方式，以改善通气。

1）呼吸兴奋剂：应用呼吸兴奋剂可改善通气，重症呼吸衰竭往往存在气道分泌物增加、堵塞，炎性水肿等，单纯兴奋呼吸运动可增加呼吸肌做功和耗氧，并不能提高肺泡通气量，因此临床上不主张过度应用呼吸兴奋剂。存在中枢性呼吸抑制时可酌情应用。常用的呼吸兴奋剂有：①尼可刹米，适用于各种原因引起的中枢性呼吸抑制，常用量每次 0.25～0.5 g，皮下、肌肉注射或缓慢静脉注射，必要时 1～2 小时后重复或与其他呼吸兴奋剂交替使用；②洛贝林，用于各种原因引起的中枢性呼吸抑制。成人常用剂量 3 mg 静脉注射，极量每次 6 mg，必要时每 30 分钟可重复使用。

2）机械通气：机械通气是严重呼吸衰竭患者患病期间的一种呼吸支持方法，它只针对呼吸衰竭的各种病因治疗争取时间和创造条件，包括无创通气和有创（常规）机械通气两种。机械通气的目的可以概括为：改善肺的气体交换，纠正严重的呼吸性酸中毒，纠正严重低氧血症，缓解组织缺氧；缓解呼吸窘迫，降低呼吸氧耗，逆转呼吸肌疲劳；改善压力—容量关系，预防和治疗肺不张，预防进一步的损伤；并常用于开胸术后或败血症、休克、严重创伤情况下的呼吸衰竭的预防性治疗。急性呼吸衰竭患者存在下列情况时，宜尽早进行机械通气：①意识障碍，呼吸不规则。②严重呼吸困难，出现胸腹矛盾运动。③呼吸频率 > 35 次 / 分，或出现呼吸抑制、停止。④严重的低氧血症，$PaO_2 < 40$ mmHg，或合理氧疗后，氧合指数 = $PaO_2 / FiO_2 < 200$。⑤严重的呼吸性酸中毒，pH < 7.25 和高碳酸血症。⑥气道分泌物多且排痰困难。⑦严重并发症（心力衰竭、低血压、休克、脓毒血症、代谢紊乱等）。⑧有较大的呕吐反吸的可能性。

（4）纠正酸碱平衡失调和电解质紊乱。急性呼吸衰竭时，水、酸碱失衡和电解质十分紊乱，除 CO_2 潴留直接引起呼吸性酸中毒、缺氧可导致代谢性酸中毒外，治疗不当可使水、酸碱失衡和电解质紊乱进一步加重。应根据血气分析及时纠正水、酸碱失衡和电解质紊乱，有助于稳定内环境，提高生存率。

（5）抗感染治疗。呼吸道感染是呼吸衰竭的主要诱因，也是呼吸衰竭常见的并发症。建立人工气道机械通气和免疫功能低下的患者易反复发生感染，且不易控制。使用抗生素前要做痰培养及药敏试验，采集深部痰液，尽量避免污染。在治疗初始可凭经验选择能覆盖可能致病菌的广谱抗生素，根据细菌学培养结果和临床治疗反应进行调整，单一用药或联合用药。注意个体化用药，选用疗效好、毒性低的抗生素。

（6）合并症的防治。呼吸衰竭可合并消化道出血、心功能不全、休克、肝肾功能障碍，应积极防治。

（7）病因治疗。引起急性呼吸衰竭的病因很多，治疗各异。治疗应充分重视病因治疗和去除诱发急性呼吸衰竭的根本病因。

2. 中医治疗

喘病的治疗原则是按虚实论治。实喘治肺，治以祛邪利气。应区别寒、热、痰、气的不同，分别采用温宣、清肃、祛痰、降气等方法。虚喘治在肺肾，以肾为主，治以培补摄纳。针对脏腑病机，采用补肺、纳肾、温阳、益气、养阴、固脱等方法。虚实夹杂，下虚上实者，当分清主次，权衡标本，适当处理。急性呼吸衰竭为喘证之急候、重候，甚或出现喘昏、喘脱。急性呼吸衰竭临床表现多为实证，依临床辨证多施以通下法、清营法、清热化痰法、活血化瘀法等。

（1）风寒闭肺。喘息，呼吸气促，胸部胀闷，咳嗽，痰多稀薄色白，兼有头痛，鼻塞，无汗，恶寒，或伴发热，口不渴，舌苔薄白而滑，脉浮紧。

治宜散寒宣肺平喘，方用麻黄汤加减。

（2）痰热蕴肺。喘咳气涌，胸部胀痛，痰多黏稠色黄，或夹血色，伴胸中烦热，面红身热，汗出口渴喜冷饮，咽干，尿赤，或大便秘结，苔黄或腻，脉滑数。

治宜清肺化痰平喘，方用桑白皮汤或千金苇茎汤加减。中成药可选用痰热清注射液、喜炎平注射液、复方鲜竹沥口服液、六神丸或安宫牛黄丸等。

（3）热犯心包。喘促气急，高热夜甚，谵语神昏，心烦不寐，口不甚渴，舌质红绛，脉细数。

治宜清心开窍，方选清营汤加减。中成药可选用醒脑静注射液、清开灵口服液、安宫牛黄丸、至宝丹以加强清热除痰开窍之力。

（4）阳明腑实。发热不恶寒，喘促气憋，腹胀满痛，大便秘结，小便短赤，舌苔黄燥，脉洪数。

治宜宣肺泻下，方选宣白承气汤加减。中成药用清开灵注射液、大黄胶囊或通腑醒神胶囊。

（5）气阴两竭（喘脱）。喘逆甚剧，张口抬肩，鼻翼扇动，端坐不能平卧，稍动则喘剧欲绝，或呼吸微弱，间断不续，或叹气样呼吸，时有抽搐，面青唇紫，神志昏沉，精神萎靡，汗出如油，肢冷，舌青，脉浮大无根。

治宜扶阳固脱，方选参附汤合黑锡丹加减。中成药用参麦注射液或参附注射液。

（四）注意事项

西医方面，急性呼吸衰竭属于急诊危重症，应该在严密的病情监护下进行治疗，目前无特效的治疗措施，主要根据其病理生理改变和临床表现，采取综合性支持治疗措施。治疗的目的包括：维持生命体征，改善氧合功能，纠正缺氧状态，保护器官功能，治疗原发病并防止并发症。明确诊断后应该争分夺秒给予初步救治和评估，边抢救边联系相关科室会诊，协助诊治，及时转入重症监护室继续抢救治疗。

中医认为喘病多由其他疾病发展而来，积极治疗原发病，是阻断病势发展、提高临床疗效的关键。

（朱德望）

七、哮喘持续状态

（一）定义

哮喘持续状态（severe asthma）是在支气管哮喘的基础上，因感染或某些激发因素使哮喘严重急性发作，经常规治疗不能缓解，并继续恶化或伴发严重并发症。病毒感染对诱发哮喘急性发作的作用已经明确，80%的儿童、50%～55%的成人哮喘发作与病毒感染有关，最常见的是鼻病毒。本病属于中医"哮证""喘证"及"喘脱"等范畴。

中医学认为宿痰内伏是哮证发作的主要病因，复加外邪、饮食、情志、劳伤等因素引动宿痰，痰随气升，气因痰阻，相互搏击，壅塞气道，气机不利而致痰鸣如吼，气息喘促。具体的病因病机如下。①外邪侵袭：外感风寒或风热之邪，未能及时表散，邪蕴于肺，阻碍气机，气不化津，聚液成痰而致哮喘。②饮食不当：过食生冷，或嗜食酸咸肥甘，致使脾失健运，痰浊内生，上干于肺，壅塞气道而致哮喘。③体虚病后：素体不足，易受邪侵，或病后体虚，咳嗽日久导致肺虚，肺气不足，阳虚阴盛，痰饮内生，或阴虚阳盛，灼津成痰，阻塞气道，皆致哮喘。随感邪寒热不同，素体阴阳偏重不同，哮病可表现为寒哮、热哮、痰哮。病因于寒，素体阳虚，疾从寒化，寒痰为患发为寒哮；病因于热，素体阳盛，疾从热化，痰热为患发为热哮。痰气壅实，寒热不著，素体阴阳不偏者为痰哮。本病患者邪实与正虚错综并见，肺肾两亏，痰浊壅盛，一旦大发作每易持续不解，严重者肺不能治理调节心血的运行，肾虚命门之火不能上济于心，心阳受累，甚则出现喘脱危候。现代医学认为部分支气管哮喘发作时合并有变应原或其他致喘因素持续存在、呼吸道感染、痰液黏稠不易引流，严重缺氧、酸碱平衡失调，突然停用皮质激素，精神过度紧张及并发肺不张或气胸等，均可使哮喘发作并进行性加重，出现重度持续哮喘。重度持续哮喘发作时造成气道阻塞，一方面因呼吸作功阻力增大，耗氧增加，二氧化碳产生增多，直接引起低氧血症和二氧化碳潴留；

另一方面因肺脏通气/血流比例失调而引起低氧血症。这两种结果导致肺动脉高压、呼吸衰竭和致命性心律失常。

（二）诊断标准

临床表现端坐呼吸，呼气深长，吸气较短，哮鸣音明显，大汗淋漓，言语困难，口唇发绀，肢端发凉，脉搏快速；或见咳嗽，痰黏稠，不易咳出。患者可出现严重脱水和酸中毒，重者可有精神症状，严重者全身衰竭和呼吸抑制。体征：呼吸急促，频率大于 30 次/分，口唇、甲床发绀，有明显的三凹征或胸腹矛盾呼吸。双肺广泛哮鸣音，但哮鸣音不能作为估计气道阻塞程度的可靠体征，因为"静胸"型哮喘是种极严重的哮喘，不但听诊听不到哮鸣音，而且呼吸音很低。心率大于 120 次/分，或伴严重心律失常；常有肺性奇脉，呼气与吸气肱动脉收缩压大于 25 mmHg。血气分析：动脉血氧分压（PaO_2）减低。早期由于过度通气，二氧化碳分压（$PaCO_2$）常降低，晚期 $PaCO_2$ 可逐步升高，如 $PaO_2 <$ 60 mmHg，$PaCO_2 > 50$ mmHg 时，提示有呼吸功能衰竭。需同时测定 pH、K^+、Na^+、Ca^{2+} 以确定水、电解质紊乱及酸碱平衡失调。X 线检查：可见双肺透亮度增加，纹理变粗，常并发自发性气胸、纵隔气肿、肺不张、肺炎等。

（三）治疗方案

急救治疗的目标：解除气道阻塞，纠正缺氧状态，控制感染，纠正水、电解质紊乱与酸碱平衡失调。中医认为本病为本虚标实证，急则治其标，治疗应祛邪为先。若发生喘脱危候，当急于扶正救脱。

1. 西医治疗

（1）避免过敏原接触。

（2）心电监护：患者可因缺氧、电解质紊乱而出现各种心律失常，甚至出现严重心律失常，故应行心电监护，以尽早发现、及时处理。

（3）氧疗：一般吸入氧浓度为 25%～40%，并应注意湿化。若患者低氧血症明显，且动脉血气二氧化碳分压正常或者低于正常水平，则可面罩吸氧。当吸入氧浓度＞50%时，应注意高浓度氧疗的时间，注意避免氧中毒。对于 $PaCO_2$，已明显升高的患者，则以低流量持续给氧为宜。

（4）药物治疗。

1）β_2 受体激动剂：β_2 受体激动剂主要通过作用于呼吸道的 β_2 受体，激活腺苷酸环化酶，使细胞内的环磷腺苷含量增加，游离钙离子减少，从而松弛支气管平滑肌，是抑制哮喘急性发作症状的首选药物。该类药物绝大多数可经雾化吸入给药，也可采用口服或静脉注射。首选吸入法，药物直接作用于呼吸道，局部浓度高，给药剂量小，不良反应小，而且药物开始作用的时间短，作用持续的时间满意。常用的短效 β_2 受体激动剂有沙丁胺醇、特布他林和非诺特罗，作用时间为 4～6 小时。长效的受体激动剂有福莫特罗、沙美特罗及丙卡特罗，作用时间为 10～12 小时。常用剂量沙丁胺醇，每次 1～2 喷，每天 3～4 次，通常 5～10 分钟起效。重症患者也可采用持续雾化吸入，沙丁胺醇 5 mg 稀释在 520 mL 溶液中雾化吸入；或静脉滴注，沙丁胺醇每次用量 0.5 mg，使用过程中注意监测患者心率、血压等情况。

2）抗胆碱能药物：为胆碱能受体拮抗剂，可以阻断节后迷走神经，降低迷走神经兴奋性而起舒张支气管作用，并可减少痰液分泌，与 β_2 受体激动剂联合吸入有协同作用，尤其适用于夜间哮喘及多痰的患者。对心血管没有不良反应，不引起心率和血压的变化。常用的有溴化异托品溶液雾化吸入，常与 β_2 受体激动剂联合吸入治疗。这类药物的不良反应有口干、痰液黏稠不易咳出、尿潴留和瞳孔散大等。青光眼、前列腺肥大患者和妊娠 3 个月内的妇女慎用。

3）氨茶碱：具有舒张支气管平滑肌作用，并能强心、利尿、扩张冠状动脉、兴奋呼吸中枢和呼吸肌。有效血药浓度与中毒血浓度十分接近，一般来说茶碱的有效血浓度为 8～20 μg/mL，超过 20 μg/mL 即可出现毒性反应。有效、安全的血浆茶碱浓度范围应在 6～15 mg/L，因此使用过程中需监测血浆茶碱浓度。对于重症哮喘，静脉使用茶碱首剂负荷剂量 4～6 mg/kg 静脉推注，维持剂量为 0.6 ~ 0.8 mg/（kg·h），每日最大剂量一般不超过 1.0 g（包括口服和静脉给药），在用药前必须了解患者当天有无自行服用茶喊，注意茶碱的用量。

4）糖皮质激素：可从多个环节抑制气道炎症，是对气道过敏反应炎症作用最强的抗炎剂。常静脉使用甲泼尼龙、琥珀酸氢化可的松或地塞米松。甲泼尼龙 80 ~ 160 mg/d；普米克令舒溶液每次 1 ~ 2 mL，每天 3 ~ 4 次雾化吸入。无糖皮质激素依赖者，可短期内（3 ~ 5 天）停药。有糖皮质激素依赖，应延长给药时间，待症状控制后改为口服给药，并逐渐减少用量。要注意预防口腔真菌感染和声嘶的发生，雾化吸入以后要漱口。

5）补液：纠正因哮喘发作时张口呼吸、出汗、进食少等原因引起的失水，使痰液稀释，必要时加用气道内湿化，避免痰液黏稠导致气道堵塞。若无其他心肺疾患，每日补液量应在 2000 ~ 3000 mL。

6）酸碱、电解质失衡的纠正：酸中毒可使患者的支气管对平喘药的反应性降低，纠正酸中毒有利于平喘药效的发挥。因患者大量出汗、进食减少和呕吐等常有钾、钠、氯等电解质的丢失，应注意补足。

7）抗生素：呼吸道感染常为重症哮喘的诱因和并发症，患者多数伴有肺部感染，应选用足量有效抗生素治疗。用药前应作痰培养及药敏试验。根据痰培养及药敏试验结果并结合临床选用敏感抗生素。

8）祛痰剂：补液可减少痰栓形成，平喘药物有利于痰的引流和咳出。痰液黏稠不易咳出时需应用化痰药物，可用祛痰剂口服或超声雾化吸入。

9）辅助机械通气治疗：经上述措施治疗后病情继续恶化者，应及时给予呼吸机辅助呼吸通气治疗其指征，包括神志改变、呼吸肌肉疲劳、动脉血气二氧化碳分压大于 45 mmHg，可先试用无创呼吸机通气，常采用双水平气道正压模式（BiPAP），若无效则应及早插管机械通气。

2.中医治疗

寒痰应温化宣肺，热痰当清化肃肺，寒热错杂者，当温清并施，表证明显者兼以解表，属风痰为患又当祛风涤痰。临床急救偏于气虚或气阴两虚的患者可使用参麦注射液或生脉注射液静推；偏于阳虚或阳虚寒痰的患者可使用参附注射液静推，喘脱危候时宜扶阳固脱、镇摄肾气，可用参附汤送服黑锡丹。针灸、拔罐等中医特色疗法也可在辨证论治的原则下参予临床急救。

（1）冷哮：喉中哮鸣如水鸡声，呼吸急促，喘憋气逆，痰白而多泡沫，口不渴或渴喜热饮，形寒怕冷，大冷或受寒易发，面色青晦，舌苔白滑，脉弦紧或浮紧。治以宣肺散寒、化痰平喘，方选小青龙汤或射干麻黄汤加减。

（2）热哮：喉中痰鸣如吼，喘而气粗息涌，咳呛阵作，咳痰色黄或白，黏浊稠厚，口苦，口渴喜饮，汗出，面赤，或有身热，舌红苔黄腻，脉滑数或弦滑。治以清热宣肺、化痰定喘，方用定喘汤或者越婢加半夏汤加减。

（3）虚哮：喉中哮鸣如鼾，声低，气短息促，动则喘甚，口唇、爪甲青紫，咳痰无力，痰涎清稀或质黏起沫，面色苍白或颧红唇紫，口不渴或咽干口渴，形寒肢冷或烦热，舌质淡或偏红，或紫黯，脉沉细或细数。治宜补肺纳肾、降气化痰，方选平喘固本汤加减。

（4）喘脱：喘息鼻，张口肩，气短息促，烦躁，昏蒙，面青，四肢厥冷，汗出如油，脉细数不清，或浮大无根，舌质青黯，苔腻或滑。治宜补肺纳肾、扶正固脱，方选回阳救急汤合生脉饮加减。阳虚甚，气息微弱，汗出肢冷，舌淡，脉沉细加肉桂、干姜回阳固脱；气息急促，心烦内热，汗出黏手，口干舌红，脉沉细数加生地、玉竹养阴救脱，人参改用西洋参益气滋阴。喘脱危候时宜扶阳固脱、镇摄肾气，可用参附汤送服黑锡丹。

（四）注意事项

中国哮喘病患者约有 2500 万，哮喘病已成为中国第二大呼吸道疾病。

1. 饮食指导

支气管哮喘患者应进清淡流质食物，水分的需要量增加，要注意补充，以免水分不足，痰液黏稠，不易咳出，阻塞呼吸道而加重哮喘。哮喘患者应该少吃产生痰液的食物，如鸡蛋、肥肉、花生和油腻不容易消化的食物。除了忌食肯定会引起过敏或哮喘的食物外，应对其他引起过敏或者哮喘的食物忌口，以免失去应有的营养平衡。应少吃胀气或难消化的食物，如豆类、山芋等，避免腹胀压迫胸腔而加重呼吸困难。

假如中医已辨证清楚发作的哮喘属寒喘或热喘，则不食用相反性味的食物。若为热喘，不能吃热性食物，如羊肉、鹅肉、韭菜、姜、桂、椒等辛辣物，而应多食贪偏凉的食物，如芹菜、生梨、荸荠等。菠菜、毛笋等都应少吃。

同样一种食物初次食用后无影响，但再次食用时也可能引起哮喘。如果患者经多次体验确实对某种食物过敏，就应尽量避免食用。麦类、蛋、牛奶、肉、番茄、巧克力、鲜海鱼、虾、蟹等都可能引起哮喘，食用时应加以注意。

2. 居住环境

支气管哮喘患者的居室要经常开窗，保持空气流通、干燥。因室内尘土中有一种肉眼看不见的小虫，名叫螨，它是引发某些哮喘的元凶。这种小虫在潮湿天气里可大量滋生。当把室内温度降到 50% 以内时，它就不能大量滋生了。平时应把家中不便洗涤的物体经常拿到阳光下或院子里去晾晒，以晒死螨。屋内摆设要尽量简化，以减少积尘，消除螨滋生之地。室内匆铺地毯，用吸尘器和湿布打扫室内，以免尘土飞扬。室内不要吸烟，不要养猫、狗、鸟等动物，不要养花，因有的花粉可致敏，诱发哮喘发作。床单、被褥、衣物要勤于更换、清洗，尽量把过敏原清洗除去。不用丝织品和毛皮作卧具。室内不可摆放皮毛做的玩具。

哮喘患者的内衣以纯棉织品为适宜，要求光滑、柔软和平整。应避免穿化学纤维或染有深色染料的衣服以及皮毛衣服。衣服不宜过紧，衣领更应注意宽松。夏秋季节，穿的贴身衬衫及长裤，一般不宜选择有毛料的中长纤维等，这种"茸"的感觉，对有些哮喘的患者也可能是一种诱发因素。

3. 心理指导

支气管哮喘患者往往精神紧张，心理压力增大，情绪的剧烈变化或波动都可以成为发作诱因。因此，支气管哮喘患者要保持心情舒畅，正确对待自己的疾病，正确对待生活中的挫折和不愉快，以免加重病情。

4. 耐寒锻炼

其目的是使人体能适应寒冷刺激。哮喘患者进行此项锻炼应当从夏季就开始，用冷水洗手、洗脸和揉搓鼻部。身体状况允许时，夏天还可用冷水擦身。这些逐步适应寒冷的锻炼活动，只有坚持进行才能收到显著的效果。

（栾鲁先）

八、社区获得性肺炎

（一）定义

社区获得性肺炎（community-acquiredpneumonia，CAP）是指在医院以外罹患的感染性肺实质（含肺泡壁，即广义上的肺间质）炎症，包括具有明确潜伏期的病原体感染在入院后于潜伏期内发病的肺炎。

（二）诊断标准

CAP 的临床诊断标准如下。

（1）社区发病。

（2）肺炎相关临床表现：①新近出现的咳嗽、咳痰或原有呼吸道疾病症状加重，伴或不伴脓痰/胸痛/呼吸困难/咯血；②发热；③肺实变体征和（或）闻及湿锣音；④外周血白细胞 $> 10 \times 10^9$/L 或 $< 4 \times 10^9$/L，伴或不伴细胞核左移。

（3）胸部影像学检查显示新出现的斑片状浸润影、叶/段实变影、磨玻璃影或间质性改变，伴或不伴胸腔积液。

符合（1）、（3）及（2）中任何1项，并除外肺结核、肺部肿瘤、非感染性肺间质性疾病、肺水肿、肺不张、肺栓塞、肺嗜酸性粒细胞浸润症及肺血管炎等后，可建立临床诊断。

CAP住院标准如下。

建议使用CURB-65评分作为判断CAP患者是否需要住院治疗的标准，评分0～1分：原则上门诊治疗即可；2分：建议住院或在严格随访下的院外治疗；3～5分：应住院治疗。但任何评分系统都应结合患者年龄、基础疾病、社会经济状况、胃肠功能及治疗依从性等综合判断。

重症CAP诊断标准如下。

符合下列1项主要标准或3项次要标准者可诊断为重症肺炎，需密切观察，积极救治，有条件时收住ICU治疗。主要标准：①需要气管插管行机械通气治疗；②脓毒症休克经积极液体复苏后仍需要血管活性药物治疗。

次要标准：①呼吸频率≥30次/分；②氧合指数≤250 mmHg；③多肺叶浸润；④意识障碍和（或）定向障碍；⑤血尿素氮≥7.14 mmol/L；⑥收缩压＜90 mmHg需要积极的液体复苏。

（三）治疗方案

1.西医治疗

（1）抗感染治疗，具体内容见表2-4。

1）CAP经验性抗感染治疗。首剂抗感染药物争取在诊断CAP后尽早使用，以改善疗效，降低病死率，缩短住院时间。但需要注意的是，正确诊断是前提，不能为了追求"早"而忽略必要的鉴别诊断。

对于门诊轻症CAP患者，尽量使用生物利用度好的口服抗感染药物治疗。建议口服阿莫西林或阿莫西林/克拉维酸治疗；青年无基础疾病患者或考虑支原体、衣原体感染患者可口服多西环素/米诺环素；我国肺炎链球菌及肺炎支原体对大环内酯类药物耐药率高，在耐药率较低地区可用经验性抗感染治疗；呼吸喹诺酮类可用于上述药物耐药率较高地区或药物过敏/不耐受患者的替代治疗。

表 2-4 CAP 常见致病原、常用抗感染药物和用法

致病原		首选抗感染药物	次选抗感染药物	备注
肺炎链球菌	青霉素 MIC < 2 mg/L	青霉素 G 160 万～240 万 U 静脉滴注每 4～6 小时 1 次；氨苄西林 4～8 g/d 静脉滴注，分 2～4 次；氨苄西林/舒巴坦 1.5～3 g 静脉滴注，每 6 小时 1 次；阿莫西林/克拉维酸 1.2 g 静脉滴注，每 8～12 小时 1 次；头孢唑林 0.5～1 g 静脉滴注，每 6 小时 1 次；头孢呋辛 0.75～1.5 g 静脉滴注，每 8 小时 1 次；拉氧头孢 1～2 g 静脉滴注，每 8 小时 1 次；头孢菌素类	头孢曲松；头孢噻肟；克林霉素；多西环素；喹诺酮类；阿奇霉素；克拉霉素	
	青霉素 MIC ≥ 2 mg/L	头孢噻肟 1～2 g 静脉滴注，每 6～8 小时 1 次；头孢曲松 1～2 g 静脉滴注，每 24 小时 1 次；左氧氟沙星 0.5～0.75 g 静脉滴注，每天 1 次；莫西沙星 0.4 g 静脉滴注，每天 1 次；吉米沙星 0.32 g 口服，每天 1 次	大剂量氨苄西林（2 g 静脉滴注，每 6 小时 1 次）；万古霉素；去甲万古霉素；利奈唑胺；头孢洛林	

续表

致病原		首选抗感染药物	次选抗感染药物	备注
流感嗜血杆菌	不产β-内酰胺酶	氨苄西林4～8g/d静脉滴注，分2～4次；氨苄西林/舒巴坦1.5～3g静脉滴注，每6小时1次；阿莫西林/克拉维酸1.2g静脉滴注，每8～12小时1次；头孢呋辛0.75～1.5g静脉滴注，每8小时1次；拉氧头孢1～2g静脉滴注，每8小时1次；头孢菌素类	喹诺酮类；多西环素；阿奇霉素；克拉霉素；头孢曲松；头孢噻肟；SMZ-TMP	
	产β-内酰胺酶	阿莫西林/克拉维酸1.2g静脉滴注，每6～8小时1次；氨苄西林/舒巴坦1.5～3g静脉滴注，每6小时1次；头孢呋辛0.75～1.5g静脉滴注，每8小时1次；头孢噻肟1～2g静脉滴注，每6～8小时1次；头孢曲松1～2g静脉滴注，每24小时1次	喹诺酮类；阿奇霉素；氨基糖苷类	25%～35%菌株β-内酰胺酶阳性，对SMZ-TMP及多西环素耐药率高
	卡他莫拉菌	阿莫西林/克拉维酸1.2g静脉滴注，每8～12小时1次；氨苄西林/舒巴坦1.5～3g静脉滴注，每6小时1次；头孢呋辛0.75～1.5g静脉滴注，每8小时1次；头孢菌素类；拉氧头孢1～2g静脉滴注，每8小时1次	头孢曲松；头孢噻肟；喹诺酮类；阿奇霉素；克拉霉素；多西环素；米诺环素；SMZ-TMP	

续表

致病原		首选抗感染药物	次选抗感染药物	备注
金黄色葡萄球菌	甲氧西林敏感	苯唑西林 1～2 g 静脉滴注，每 4 小时 1 次；氯唑西林 2～4 g/d 静脉滴注，分 2～4 次；氨苄西林 4～8 g/d 静脉滴注，分 2～4 次；阿莫西林/克拉维酸 1.2 g 静脉滴注，每 8～12 小时 1 次；氨苄西林/舒巴坦 1.5～3 g 静脉滴注，每 6 小时 1 次；头孢唑林 0.5～1 g 静脉滴注，每 6～8 小时 1 次；头孢拉定 1～2 g 静脉滴注，每 6～8 小时 1 次；头孢呋辛 0.75～1.5 g 静脉滴注，每 8 小时 1 次；拉氧头孢 1～2 g 静脉滴注，每 8 小时 1 次；头孢菌素类	克林霉素；阿奇霉素；红霉素；克拉霉素；多西环素；米诺环素；头孢噻肟；头孢曲松；头孢吡肟；左氧氟沙星；吉米沙星；莫西沙星	万古霉素目标血药谷浓度为 15～20 mg/L，一些学者推荐负荷量为 25～30 mg/kg。两项随机研究结果表明利奈唑胺与万古霉素疗效相当，亚组分析显示改善 MRSA 肺炎患者生存率利奈唑胺优于万古霉素。不同时应用万古霉素 MIC ≥ 2 mg/L，换用替代方案
	甲氧西林耐药	万古霉素 15 mg/kg 静脉滴注，每 12 小时 1 次；利奈唑胺 600 mg 静脉滴注，每 12 小时 1 次	去万古霉素；替考拉宁；头孢洛林；替加环素；利福平；磷霉素；SMZ-TMP（用于联合用药，不宜单用）	
铜绿假单胞菌		有抗铜绿假单胞菌作用的 β-内酰胺类 ± 环丙沙星 400 mg 静脉滴注，每 8～12 小时 1 次或左氧氟沙星 750 mg 静脉滴注，每天 1 次或氨基糖苷类	氨基糖苷类＋环丙沙星或左氧氟沙星；如果多重耐药则多黏菌素	氨基糖苷类与环孢素、万古霉素、两性霉素 B 及放射造影剂合用时，肾毒性风险增加。重症患者可联合治疗，但治疗价值有争议

续表

致病原		首选抗感染药物	次选抗感染药物	备注
肺炎克雷伯菌及肠杆菌科菌	不产酶	头孢呋辛 0.75～1.5 g 静脉滴注，每 8 小时 1 次；头孢噻肟 1～2 g 静脉滴注，每 6～8 小时 1 次；头孢曲松 1～2 g 静脉滴注，每 24 小时 1 次；β-内酰胺类／酶抑制剂；头孢菌素类	头孢吡肟；左氧氟沙星；莫西沙星；吉米沙星；氨基糖苷类	ESBL 可使所有头孢菌素失效；β-内酰胺类/β-内酰胺酶抑制剂的活性难以预测；对所有喹诺酮类及大部分氨基糖类也耐药。四代头孢菌素、哌拉西林/他唑巴坦体外有抗菌活性；但动物模型尚未完全证明有效。喹诺酮可能对敏感株有效，但多数耐药。某些菌株体外对注射用二、三代头孢菌素敏感，但对头孢他啶耐药，这些菌株感染时，注射用二、三代头孢菌素治疗无效替加环素在体外有活性

注：抗菌药物的选择最终应遵循药敏试验的结果以及当地微生物学专家意见，并根据当地数据选择合适抗菌药物剂量。

MIC：最小抑菌浓度；MRSA：耐甲氧西林金黄色葡萄球菌；SMZ-TMP：磺胺甲噁唑/甲氧苄啶。

对于需要住院的 CAP 患者，推荐单用价内酰胺类或联合多西环素、米诺环素 / 大环内酯类或单用呼吸喹诺酮类。但与联合用药相比，呼吸道喹诺酮类单药治疗不良反应少，且不需要皮试。

对于需要入住 ICU 的无基础疾病青壮年罹患重症 CAP 患者，推荐青霉素类 / 酶抑制剂复合物、三代头孢菌素、厄他培南联合大环内酯类或单用呼吸喹诺酮类静脉治疗，而老年人或有基础疾病患者推荐联合用药。

对有误吸风险的 CAP 患者应优先选择氨苄西林 / 舒巴坦、阿莫西林 / 克拉维酸、莫西沙星、碳青霉烯类等有抗厌氧菌活性的药物，或联合应用甲硝唑、克林霉素等。

年龄＞ 65 岁或有基础疾病（如充血性心力衰竭、心脑血管疾病、慢性呼吸系统疾病、肾功能衰竭、糖尿病等）的住院 CAP 患者，要考虑肠杆菌科细菌感染的可能。此类患者应进一步评估产 ESBL（超广谱价内酰胺酶）菌感染风险（有产 ESBL 菌定植或感染史、曾使用三代头孢菌素、有反复或长期住院史、留置植入物以及肾脏替代治疗等），高风险患者经验性治疗可选择头孢菌素类、哌拉西林 / 他唑巴坦、头孢哌酮 / 舒巴坦或厄他培南等。

在流感流行季节，对怀疑流感病毒感染的 CAP 患者，推荐常规进行流感病毒抗原或者核酸检查，并应积极应用神经氨酸酶抑制剂抗病毒治疗，不必等待流感病原检查结果，即使发病时间超过 48 小时也推荐应用。流感流行季节需注意流感继发细菌感染的可能，其中肺炎链球菌、金黄色葡萄球菌及流感嗜血杆菌较为常见。

抗感染治疗一般可于热退 2 ~ 3 天且主要呼吸道症状明显改善后停药，但疗程应视病情严重程度、缓解速度、并发症以及不同病原体而异，不必以肺部阴影吸收程度作为停用抗菌药物的指征。通常轻、中度 CAP 患者疗程 5 ~ 7 天，重症以及伴有肺外并发症的患者可适当延长抗感染疗程。非典型病原体治疗反应较慢者疗程延长至 10 ~ 14 天。金黄色葡萄球菌、铜绿假单胞菌、克雷伯菌属或厌氧菌等容易导致肺组织坏死，抗菌药物疗程可延长至 14 ~ 21 天。

2）CAP 目标性抗感染治疗。一旦获得 CAP 病原学结果，就可以参考体外药敏试验结果进行目标性治疗。

（2）CAP 的辅助治疗。

1）氧疗和辅助呼吸。住院 CAP 患者应及时评价血氧水平，存在低氧血症患者推荐鼻导管或面罩氧疗，维持血氧饱和度在 90% 以上。但对于有高碳酸血症风险患者，在获得血气结果前，血氧饱和度宜维持在 88% ~ 92%。最近的研究结果表明：经鼻导管加温湿化的高流量吸氧（40 ~ 60 L/min）也可用于临床。与高浓度氧疗相比，无创通气（NIV，包括双水平正压通气或持续正压通气）能降低急性呼吸衰竭 CAP 患者的气管插管率和病死率，使氧合指数得到更快、更明显改善，降低多器官衰竭和感染性休克发生率，合并慢性阻塞性肺疾病的 CAP 患者获益更明显。但对于并发成人急性呼吸窘迫综合征（ARDS）的 CAP 患者，使用 NIV 的失败率高，且不能改善预后，重度低氧 CAP 患者（氧合指数＜ 150 mmHg）也不适宜采用 NIV。

存在 ARDS 的 CAP 患者气管插管后宜采用小潮气量机械通气（6 mL/kg 理想体重）。重症 CAP 患者如果合并 ARDS 且常规机械通气不能改善，可以使用体外膜肺氧合（ECMO）。

2）糖皮质激素治疗。糖皮质激素能降低合并感染性休克 CAP 患者的病死率，推荐琥珀酸氢化可的松 200 mg/d，感染性休克纠正后应及时停药，用药时间一般不超过 7 天。糖皮质激素对不合并感染性休克的其他重症 CAP 患者的益处并不确定。此外，全身应用糖皮质激素可能导致需要胰岛素干预的高血糖发生。

2. 中医治疗

（1）风热袭肺。主症：发热，恶风，鼻塞、鼻窍干热、流浊涕，咳嗽，干咳，痰白干黏、黄，舌苔薄、白、干，脉数。

次症：咳痰不爽，口干，咽干，咽痛，舌尖红，舌苔黄，脉浮。

诊断：①发热、恶风；②鼻塞、鼻窍干热，或流浊涕；③干咳，或痰少、白黏或黄，难以咳出；④口干甚至口渴，或咽干甚至咽痛；

⑤舌尖红、舌苔薄白干或薄黄，或脉浮或浮数。

具备①、②中的1项，加③、④、⑤中的2项。

治法：疏风清热，清肺化痰。

方药：银翘散加减。

（2）外寒内热。

主症：发热，恶寒，无汗，咳嗽，舌质红，舌苔黄或黄腻，脉数。

次症：痰黄，痰白干黏，咳痰不爽，咽干，咽痛，肢体酸痛，脉浮。

诊断：①发热，恶寒，无汗，或肢体酸痛；②咳嗽；③痰白干黏或黄，咳痰不爽；④口渴或咽干甚至咽痛；⑤舌质红、舌苔黄或黄腻，脉数或浮数。

具备①、②2项，加③、④、⑤中的2项。

治法：疏风散寒，清肺化痰。

方药：麻杏石甘汤合清金化痰汤加减。

（3）痰热壅肺。

主症：咳嗽，痰多，痰黄，痰白干黏，胸痛，舌质红，舌苔黄、腻，脉滑数。

次症：发热，口渴，面红，尿黄，大便干结，腹胀。

诊断：①咳嗽甚则胸痛；②痰黄或白干黏；③发热，口渴；④大便干结或腹胀；⑤舌质红，舌苔黄或黄腻，脉数或滑数。

具备①、②2项，加③、④、⑤中的2项。

治法：清热解毒，宣肺化痰。

方药：贝母瓜蒌散合清金降火汤加减。

（4）痰浊阻肺。

主症：咳嗽，气短，痰多、白黏，舌苔腻。

次症：胃脘痞满，纳呆，食少，痰易咯出，泡沫痰，舌质淡，舌苔白，脉滑，弦滑。

诊断：①咳嗽或气短；②痰多、白黏或呈泡沫；③胃脘胀满或腹胀；④纳呆或食少；⑤舌苔白腻，脉滑或弦滑。

具备①、②2项，加③、④、⑤中的2项。

治法：燥湿化痰，宣降肺气。

方药：半夏厚朴汤合三子养亲汤加减。

（5）肺脾气虚。

主症：咳嗽，气短，乏力，纳呆，食少。

次症：胃脘胀满，腹胀，自汗，舌体胖大、齿痕，舌质淡，舌苔白、薄，脉沉细缓弱。

诊断：①咳嗽；②气短，或乏力，动则加重；③自汗；④纳呆或食少；⑤胃脘胀满或腹胀；⑥舌质淡，苔薄白，舌体胖大或有齿痕，脉沉细、沉缓、细弱。

具备①、②、③中的 2 项，加④、⑤、⑥中的 2 项。

治法：补肺健脾，益气固卫。

方药：参苓白术散加减。

（6）气阴两虚。

主症：咳嗽，无痰或少痰，气短，乏力，舌体瘦小、苔少，脉细沉。

次症：咳痰不爽，口干或渴，自汗，盗汗，手足心热，舌质淡、红，舌苔薄、花剥，脉数。

诊断：①气短或乏力，动则加重；②干咳或少痰或咳痰不爽；③口干甚至口渴；④盗汗或自汗；⑤手足心热；⑥舌体瘦小、舌质淡或红，舌苔薄少或花剥，脉沉细或细数。

具备①、②2 项，加③、④、⑤、⑥中的 2 项。

治法：益气养阴，润肺化痰。

方药：生脉散合沙参麦冬汤加减。

（7）热陷心包。

主症：咳嗽甚则喘息、气促，身热夜甚，心烦不寐，神志异常，舌红绛，脉数滑。

次症：高热，大便干结，尿黄，脉细。

诊断：①咳嗽或喘息、气促；②心烦不寐、烦躁甚或神志恍惚、昏蒙、谵妄、昏聩不语；③高热，身热夜甚；④舌红甚至红绛，脉滑数或细数。

具备①、②2项，加③、④中的1项。

治法：清心凉营，豁痰开窍。

方药：清营汤合犀角地黄汤加减。

（8）邪陷正脱。

主症：呼吸短促，气短息弱，神志异常，面色苍白，大汗淋漓，四肢厥冷，脉微细疾促。

次症：面色潮红，身热，烦躁，舌质淡绛。

诊断：①呼吸短促或气短息弱；②神志恍惚、烦躁、嗜睡、昏迷；③面色苍白或潮红；④大汗淋漓；⑤四肢厥冷；⑥舌质淡或绛、少津，脉微细欲绝或疾促。

具备①、②中的1项，加③、④、⑤、⑥中的2项。除了①、②、④表现相同外，偏于阴竭者可见面色潮红、舌绛少津、脉细数或疾促；偏于阳脱者可见面色苍白、四肢厥冷、舌质淡、脉微细欲绝。

治法：益气救阴，回阳固脱。

方药：阴竭者以生脉散加味；阳脱者以四逆加人参汤加味。

（韩文兵）

九、肺栓塞

（一）定义

肺栓塞是以各种栓子阻塞肺动脉或其分支为发病原因的一组疾病或临床综合征的总称，包括肺血栓栓塞症（PTE）、脂肪栓塞综合征、羊水栓塞、空气栓塞等，肺血栓栓塞症是肺栓塞最常见的类型。

（二）诊断标准

诊断一般按疑诊、确诊、求因3个步骤进行。

1. 根据临床情况疑诊 PTE（疑诊）

如患者具有相关危险因素，如高龄、妊娠、口服避孕药、长期卧床、恶性肿瘤、手术等，并出现不明原因的呼吸困难、胸痛、晕厥、休克，或伴有单侧或双侧不对称性下肢肿胀、疼痛等，应进行如下检查。

（1）血浆 D-二聚体（D-dimer）：对血栓形成具有很高的敏感性。急性 PTE 时 D-dimer 高，慢性 PTE 时 D-dimer 可正常，因特异性差，对 PTE 无诊断价值。

（2）动脉血气分析：常表现为低氧血症、低碳酸血症，部分血气结果可以正常。

（3）心电图：最常见的改变为窦性心动过速。当有肺动脉及右心压力升高时，可出现 SIQⅢTⅢ征、右束支传导阻滞、肺型 P 波、电轴右偏及顺钟向转位等。

（4）X 线胸片：可显示肺动脉阻塞征，肺动脉高压征及右心扩大征，肺组织继发改变等。

（5）超声心动图：对于严重的 PTE 病例，超声心动图检查发现右心室功能障碍（right ventricular dysfunction）的一些表现，可提示或高度怀疑 PTE。若在右心房或右心室发现血栓，同时患者临床表现符合 PTE 症状，即可作出诊断。超声检查偶可因发现肺动脉近端的血栓而确诊。超声检查符合下述两项指标时即可诊断右心室功能障碍：①右心室扩张；②右心室壁运动幅度减低；③吸气时下腔静脉不萎陷；④三尖瓣反流压差＞30 mmHg。而右心室壁增厚（＞5 mm）对于提示是否存在慢性血栓性肺动脉高压有重要意义。

（6）下肢深静脉检查：下肢为 DVT 最多发部位，超声检查为诊断 DVT 最简便的方法。

2. 对疑诊病例进一步明确诊断（确诊）

在临床表现和初步检查提示 PTE 的情况下，应安排 PTE 的确诊检查，包括以下 4 项，其中 1 项阳性即可明确诊断。

（1）CT 肺动脉造影（CT pulmonary angiography, CTPA）：是 PTE 的一线确诊手段，能够准确发现肺段以上肺动脉内的血栓。①直接征象：肺动脉内的低密度充盈缺损，部分或完全包围在不透光的血流之间（轨道征），或者呈完全充盈缺损，远端血管不显影。

②间接征象：肺野楔形密度增高影，条带状高密度区或盘状肺不张，中心肺动脉扩张及远端血管分支减少或消失。

（2）放射性核素肺通气/血流灌注（V/Q）显像：是PTE的重要诊断方法。典型征象是呈肺段分布的肺血流灌注缺损，并与通气显像不匹配。V/Q显像对于远端肺栓塞诊断价值更高，而且可用于肾功能不全和碘造影剂过敏患者。

（3）磁共振成像和磁共振肺动脉造影（magnetic resonance imaging/pulmonary angiography, MRI/MRPA）：MRPA可以直接显示动脉内的栓子及PTE所致的低灌注区，可确诊PTE，但对肺段以下水平的PTE诊断价值有限。可用于肾功能严重受损、对碘造影剂过敏或妊娠患者。

（4）动脉造影（pulmonary angiography）：是PTE诊断的"金标准"。直接征象有肺动脉内造影剂充盈缺损，伴或不伴轨道征的血流阻断；间接征象有肺动脉造影剂流动缓慢，局部低灌注，静脉回流延迟或消失等。肺动脉造影是一种有创性检查，应严格掌握适应证。

3. 寻找PTE的成因和危险因素（求因）

（1）明确有无DVT。对某一病例只要疑诊PTE，无论其是否有DVT症状，均应进行下肢深静脉加压超声等检查，以明确是否存在DVT及栓子的来源。

（2）寻找发生DVT和PTE的诱发因素。如制动、创伤、肿瘤、长期口服避孕药等。同时要注意患者有无易栓倾向，尤其是对于年龄小于40岁，复发性PTE或有VTE家族史的患者，应考虑易栓症的可能性，应进行相关原发性危险因素的检查。对不明原因的PTE患者，应对隐源性肿瘤进行筛查。

（三）治疗方案

1. 西医治疗

急性肺栓塞的处理原则是早期诊断、早期干预，根据患者的危险度分层选择合适的治疗方案和治疗疗程。

（1）一般处理与呼吸循环支持治疗。对高度疑诊或确诊PTE

的患者，应进行严密监护，卧床休息，保持大便通畅，避免用力，以免深静脉血栓脱落；可适当使用镇静、止痛、镇咳等相应的对症治疗。

采用经鼻导管或面罩吸氧，以纠正低氧血症。对于出现右心功能不全并血压下降者，可应用多巴酚丁胺和多巴胺及去甲肾上腺素等。

（2）抗凝治疗。为 PTE 和 DVT 的基本治疗方法，为机体发挥自身的纤溶机制溶解血栓创造条件。抗凝药物主要有普通肝素（unfractionated heparin, UFH）、低分子量肝素（low-molecular-weight heparins，LMWH）、磺达肝癸钠（fondaparinux sodium）、新型的直接口服抗凝药物以及华法林（warfarin）等。阿加曲班、比伐卢定等，主要用于发生 HIT 的患者。抗血小板药物的抗凝作用不能满足 PTE 或 DVT 的抗凝要求。

临床疑诊 PTE 时，如无禁忌证，即应开始抗凝治疗。

抗凝治疗前应测定基础活化部分凝血酶时间（APTT）、凝血酶原时间（PT）及血常规（含血小板计数、血红蛋白）；应注意是否存在抗凝的禁忌证，如活动性出血、凝血功能障碍、未予控制的严重高血压等。对于确诊的 PTE 病例，大部分禁忌证属相对禁忌证。

1）肠外抗凝药物。低分子量肝素、磺达肝癸钠一般均优于普通肝素，两者发生严重出血及血小板减少的风险低于普通肝素。普通肝素常用于血流动力学不稳定、严重肾功能不全（肌酐清除率＜30 mL/h）或严重肥胖的患者。①普通肝素。予 2000～5000 U 或 80 U/kg 静脉注射，继之以 18 U/（kg·h）持续静脉滴注。测定 APTT，根据 APTT 调整剂量，尽快使 APTT 达到并维持于正常值的 1.5～2.5 倍。肝素也可皮下注射给药，一般先予负荷量 2000～5000 U 静脉注射，然后按 25 U/kg 的剂量每 12 小时皮下注射一次。调节注射剂量，使注射后 6～8 小时的 APTT 达到治疗水平。肝素应用期间，应注意监测血小板，以防出现肝素诱导的血小板减少症（heparin-induced thrombocytopenia, HIT）。若出现血小板迅速或持续降低达 50% 以上，和（或）出现动、静脉血栓的征象，应停用肝素。②低分子量肝素。必须根据体重给药，每日 1～2 次，皮下注射。对于大多数病例，按体重给药是有效的，不需监测 APTT 和调整剂量，但对过度肥胖或孕妇宜监测血浆抗 Xa 因子活性（plasma anti-Xa activity），并据此调整剂量。③磺达肝癸钠。是一种小分子的合成戊糖，通过与抗凝血酶特异结合，介导对 Xa 因子的抑制作用，无 HIT 作用，可用于 VTE 的初始治疗。应用方法：5 mg（体重＜ 50 kg）、7.5 mg（体重 50～100 kg）、10 mg（体重＞ 100 kg），皮下注射，每日 1 次。

2）直接口服抗凝药物。这是一类新型的抗凝药物，直接作用于凝血因子，抗凝活性不依赖其他辅助因子（如抗凝血酶），包括直接凝血酶抑制剂达比加群酯（dabigatran etexilate），直接 Xa 因子抑制剂利伐沙班（rivaroxaban）、阿哌沙班（apixaban）等。这些直接口服抗凝药物与食物、药物之间相互作用少，不需要常规检测凝血指标，应用更为方便。

3）华法林。是维生素 K 拮抗剂，通过抑制维生素 K 依赖的凝血因子 Ⅱ、Ⅶ、Ⅸ、Ⅹ 的合成发挥抗凝作用。在肝素 / 磺达肝癸钠开始应用后的第 1 天即可加用口服抗凝剂华法林，初始剂量为 3.0～5.0 mg。由于华法林需要数天才能发挥全部作用，因此与肝素类药物需至少重叠应用 5 天，当国际标准化比值（INR）达到 2.5（2.0～3.0），持续至少 24 小时，方可停用肝素，单用华法林抗凝治疗。根据 INR 调节其剂量，维持 INR 目标值一般为 2.0～3.0。

抗凝治疗的持续时间因人而异。一般口服华法林的疗程至少为 3 个月。部分病例的危险因素短期可以消除，例如服雌激素或临时制动，疗程 3 个月即可；对于栓子来源不明的首发病例，需至少给予 6 个月的抗凝治疗；对复发性 VTE 或危险因素长期存在者，抗凝治疗的时间应更为延长，达 12 个月或以上，甚至终身抗凝。抗凝治疗的主要并发症是出血，临床应用中需要注意监测。

（3）溶栓治疗。主要适用于高危 PTE 病例（有明显呼吸困难、胸痛、低氧血症等）。对于部分中危 PTE，若无禁忌证可考虑溶栓，PTE 的溶栓适应证仍有待确定。对于血压和右心室运动功能均正常的低危病例，不宜溶栓。溶栓的时间窗一般定为 14 天以内，但若近期有新发 PTE 征象可适当延长。

溶栓治疗的绝对禁忌证包括活动性内出血和近期自发性颅内出血。对于致命性大面积 PTE，上述绝对禁忌证也应被视为相对禁忌证。

溶栓治疗的主要并发症是出血。最严重的是颅内出血，发生率为 1%～2%，发生者近半数死亡。

常用的溶栓药物有尿激酶（UK）、链激酶（SK）和重组组织型纤溶酶原激活剂（rt-PA）。溶栓方案与剂量如下。①尿激酶：2 小时溶栓方案：按 20 000 U/kg 剂量，持续静脉滴注 2 小时；另可考虑负荷量 4400 U/kg，静脉注射 10 分钟，随后以 2200 U/（kg·h）持续静脉滴注 12 小时。②链激酶：负荷量 250 000 U，静脉注射 30 分钟，随后以 100 000 U/h 持续静脉滴注 12～24 小时。链激酶具有抗原性，故用药前需肌内注射苯海拉明或地塞米松，以防止过敏反应。链激酶 6 个月内不宜再次使用。③ rt-PA：50 mg 持续静脉滴注 2 小时。

溶栓治疗后，应每 2～4 小时测定一次 APTT，当其水平降至正常值的 2 倍（≤60 秒）时，即应启动规范的肝素治疗。

（4）肺动脉导管碎解和抽吸血栓。对于肺动脉主干或主要分支的高危 PTE，并存在以下情况：溶栓治疗禁忌，经溶栓或积极的内科治疗无效，或在溶栓起效前（在数小时内）很可能会发生致死性休克，如果具备相当的专业人员和技术，可采用导管辅助去除血栓（导管碎解和抽吸肺动脉内巨大血栓），一般局部小剂量溶栓和机械碎栓联合应用。

（5）肺动脉血栓摘除术。此项技术风险大、病死率高，需要较高的技术条件，仅适用于经积极的内科治疗或导管介入治疗无效的紧急情况，如致命性肺动脉主干或主要分支堵塞的高危 PTE，有溶栓禁忌证，或在溶栓起效前（在数小时内）很可能会发生致死性休克。

（6）放置腔静脉滤器。对于急性 PTE 合并抗凝禁忌的患者，为防止下肢深静脉大块血栓再次脱落阻塞肺动脉，经审慎评估后可考虑放置下腔静脉滤器。对于上肢 DVT 病例，还可应用上腔静脉滤器。置入滤器后如无禁忌证（出血风险去除），建议常规抗凝治疗，定期复查有无滤器上血栓形成。

（7）慢性血栓性肺动脉高压的治疗。长期口服华法林抗凝治疗，根据 INR 调整剂量，维持 INR 2 ～ 3。若阻塞部位处于手术可及的肺动脉近端，首选肺动脉血栓内膜剥脱术治疗；无法手术治疗的远端病变患者，可考虑介入方法行球囊肺动脉成形术，或应用肺动脉高压治疗药物缓解症状；反复下肢深静脉血栓脱落者，可放置下腔静脉滤器。

2. 中医治疗

中医古籍无肺栓塞病名记载。现代中医医家根据肺栓塞的临床症状表现，将其归属于中医"胸痹""胸痛""厥证"等病范畴。目前没有公认的证型分析及方药，临床应具体问题具体分析。

（四）注意事项

对存在发生 DVT–PTE 危险因素的病例，宜根据临床情况采用相应的预防措施，如梯度加压弹力袜、间歇充气压缩泵和静脉足泵及药物预防等。急性肺栓塞经抗凝或溶栓等治疗后，死亡率明显下降，较多患者因危险因素持续存在死于肺栓塞复发。

（王　阳）

十、严重过敏反应

（一）定义

根据世界过敏组织严重过敏反应指南 2020，严重过敏反应是系统性的超敏反应，通常发病迅速，是累及气道、呼吸及循环系统的重度反应，可危及生命，可能不合并典型的皮肤表现或循环休克症状。

过敏性休克是指机体对抗原物质产生的严重过敏反应，导致急性周围循环灌注不足而发生的休克。

（二）诊断标准

过敏反应的严重度分级，目前尚无公认最为适合的分级系统，世界过敏组织修订全身过敏反应分级系统，分为5级，具体如表2-5所示。

表2-5　世界过敏组织修订全身过敏反应分级系统

1级：1个器官或系统出现症状或者体征
皮肤表现：注射部位意外的荨麻疹或者红斑—发热或者瘙痒
口唇麻刺感或者痒感或者血管性水肿（非喉部）
上呼吸道症状：鼻部症状（如喷嚏、流涕、鼻痒、鼻塞）、清喉咙（喉痒）、与支气管痉挛无关的咳嗽
眼结膜症状：红斑、瘙痒、流泪
其他：恶心，金属味觉
2级：2个或以上器官出现症状或者体征
3级：可包括1级中的任意症状或者体征
下呼吸道，轻度支气管痉挛，如咳嗽、喘息、气促，经治疗可缓解
胃肠道症状，腹部绞痛、呕吐、腹泻
子宫痉挛
4级：可包括1级或3级中的任意症状或者体征，伴喘鸣的喉水肿
下呼吸道，重度支气管痉挛，如治疗无反应或加重
5级：可包括1级、3级、4级中的任意症状或者体征
呼吸衰竭、心血管症状、昏倒/低血压
意识丧失（除外血管迷走性）

上述分级系统的3～5级符合严重过敏反应定义，而1、2级归为非严重过敏反应。需认识到症状严重度分级是潜在可变化的。

世界过敏组织严重过敏反应委员会更新了严重过敏反应的诊断标准，具体如表2-6所示。

表2-6　严重过敏反应诊断标准

符合下列2项临床标准之一应高度怀疑严重过敏反应

1. 急性发作的（数分钟至数小时）皮肤或黏膜组织症状如泛发性荨麻疹、瘙痒或泛红，口唇、舌、悬雍垂肿胀，并至少伴有以下（1）、（2）、（3）中的1条。

（1）呼吸系统症状（如呼吸困难、喘息、支气管痉挛、喘鸣、呼气峰流速下降、低氧血症）

（2）血压下降或相关的终末器官功能障碍症状〔如肌张力减低（昏倒）、晕厥、尿便失禁〕

（3）严重的胃肠道症状（如严重腹部痉挛性疼痛、反复呕吐），尤其在暴露非食物变应原之后

2. 暴露于该患者已知或高度可能的变应原后急性发作的低血压或支气管痉挛或喉部症状（数分钟至数小时），即使无典型皮肤症状

（三）治疗方案

1. 西医诊疗

严重过敏反应是需要及时识别和治疗的急症，对于有严重过敏反应史的患者，根据严重过敏反应指南，治疗措施遵循以下步骤（1）～（10）。

（1）制订识别和处理严重过敏反应的书面急救计划，并定期练习。

（2）如情况允许，解除触发物暴露，如停止输液。

（3）评估患者气道、呼吸、循环、意识状态、皮肤、体质量。

（4）呼救寻求帮助，如在医院内呼叫复苏团队，社区内呼叫急救医疗服务。

（5）在患者大腿前外侧中部肌内注射肾上腺素，1：1000

（1 mg/L）溶液 0.01 mg/kg，最大剂量 0.5 mg（成人）、0.3 mg（儿童），记录注射时间，如有必要时每间隔 5 ～ 15 分钟可重复给药。

（6）将患者置于平卧位，如果存在呼吸困难或者呕吐，置于舒适体位，抬高下肢，突然起立或者坐下有可能在数秒内危及生命。

（7）如有指征，予以高流量给氧（6 ～ 8 L/min），使用面罩或者口咽通气道。

（8）开通静脉通路，使用输液针或者粗孔径套管针，考虑迅速给予等张盐水（成人最初 5 ～ 10 分钟内予以 5 ～ 10 mL/kg，儿童 10 mg/kg）。

（9）任何时候如有指征，施行心肺复苏，持续胸外按压。

（10）密切监测患者血压、心率和心功能、呼吸和氧合（如有条件，应持续监测）。

对于伴有支气管痉挛症状的严重过敏反应患者，可予吸入速效 β_2 受体激动剂（如沙丁胺醇）。需要注意的是，当症状持续不缓解时，吸入或雾化支气管舒张剂不能替代肌内肾上腺素再次给药。当出现上气道梗阻时，考虑雾化吸入肾上腺素。定时密切评估患者血压、心率和灌注、呼吸和精神状态，必要时考虑有创监测。

二线治疗药物包括：β_2 受体激动剂、糖皮质激素和抗组胺药物。H_1- 抗组胺药对于严重过敏反应的治疗效果有限，但有助于缓解皮肤症状。二代抗组胺药克服了一代抗组胺药的不良反应，如镇静作用。但一代 H_1- 抗组胺药是目前唯一可静脉给药的（如苯海拉明、氯苯那敏、氯马斯汀）。

严重过敏反应通常用糖皮质激素预防症状迁延，尤其是有哮喘症状的患者，同时可预防双相反应（如静脉应用氢化可的松或甲泼尼龙）。约有 50% 的双相休克发生在首次发作后的 6 ～ 12 小时内，因此严重过敏反应患者需要观察，尤其对于症状重及需要肾上腺素重复给药的患者。严重过敏反应的教育和治疗应遵循个体化原则，具体依据患者的临床病史和表现，同时考虑年龄、共患疾病、近期用药和触发因素。

过敏反应抢救流程见图 2-20。

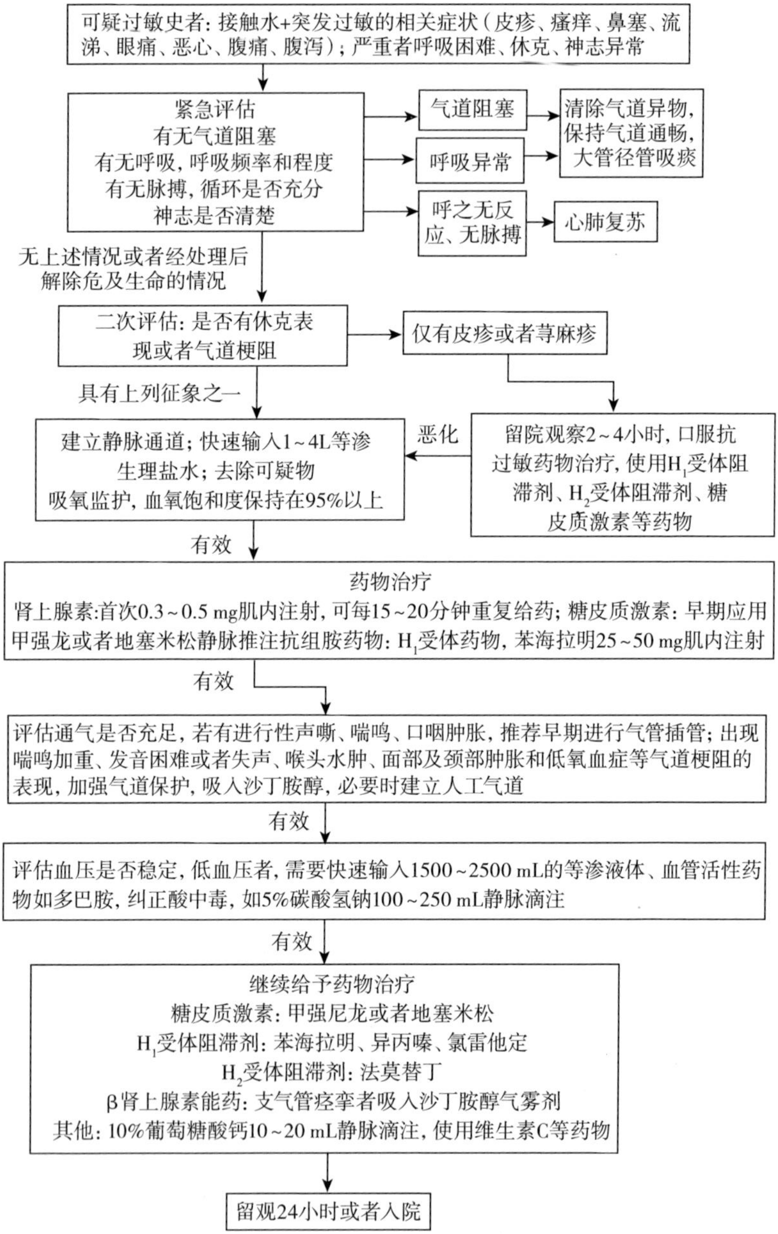

可疑过敏史者：接触水＋突发过敏的相关症状（皮疹、瘙痒、鼻塞、流涕、眼痛、恶心、腹痛、腹泻）；严重者呼吸困难、休克、神志异常

紧急评估
有无气道阻塞
有无呼吸，呼吸频率和程度
有无脉搏，循环是否充分
神志是否清楚

气道阻塞 → 清除气道异物，保持气道通畅，大管径管吸痰

呼吸异常

呼之无反应、无脉搏 → 心肺复苏

无上述情况或者经处理后解除危及生命的情况

二次评估：是否有休克表现或者气道梗阻 → 仅有皮疹或者荨麻疹

具有上列征象之一

建立静脉通道；快速输入1~4L等渗生理盐水；去除可疑物吸氧监护，血氧饱和度保持在95%以上

恶化 ← 留院观察2~4小时，口服抗过敏药物治疗，使用H_1受体阻滞剂、H_2受体阻滞剂、糖皮质激素等药物

有效

药物治疗
肾上腺素：首次0.3~0.5 mg肌内注射，可每15~20分钟重复给药；糖皮质激素：早期应用甲强龙或者地塞米松静脉推注抗组胺药物：H_1受体药物，苯海拉明25~50 mg肌内注射

有效

评估通气是否充足，若有进行性声嘶、喘鸣、口咽肿胀，推荐早期进行气管插管；出现喘鸣加重、发音困难或者失声、喉头水肿、面部及颈部肿胀和低氧血症等气道梗阻的表现，加强气道保护，吸入沙丁胺醇，必要时建立人工气道

有效

评估血压是否稳定，低血压者，需要快速输入1500~2500 mL的等渗液体、血管活性药物如多巴胺，纠正酸中毒，如5%碳酸氢钠100~250 mL静脉滴注

有效

继续给予药物治疗
糖皮质激素：甲强尼龙或者地塞米松
H_1受体阻滞剂：苯海拉明、异丙嗪、氯雷他定
H_2受体阻滞剂：法莫替丁
β肾上腺素能药：支气管痉挛者吸入沙丁胺醇气雾剂
其他：10%葡萄糖酸钙10~20 mL静脉滴注，使用维生素C等药物

留观24小时或者入院

图2-20 过敏反应抢救流程

2. 中医治疗

中医对严重过敏反应的认识有悠久的历史，但并不系统，主要依据症状特征来命名，可参考"鼻鼽""喘证""隐疹""湿疮"等的治疗。历代医家认为本病多为先天禀赋不足、后天失养、外邪侵袭导致，治疗多从虚、从风论治。《黄帝内经》认为"正气内存，邪不可干，邪之所凑，其气必虚"。中医认为严重过敏反应属本虚标实之证，发作时以邪实为主，未发时则以正虚为主。治法以祛邪扶正消风为主，急则治风，缓则调体质。常用散邪消风法用于外风初犯，偏风寒者用荆防败毒散加减，常用麻黄、荆芥、防风、白芷、辛夷、苍耳子等药物；偏风热者用银翘散加减，常用金银花、连翘、薄荷、蝉蜕、菊花等药物。风邪夹湿证，常用防风、蝉蜕、白蒺藜、紫苏叶、僵蚕、蜈蚣、地肤子等；偏湿溢肌表者常用苍术、秦艽、薏苡仁、佩兰、羌活、独活、土茯苓、白鲜皮等。还可加用外治之法，如苦参、黄柏、黄连、蛇床子等外洗。邪热入血之血热生风证，常用水牛角、生地黄、赤芍、牡丹皮、虎杖、紫草等。若患者出现大汗出、呼之不应、脉沉弱等表现，可予以生脉注射液、参麦注射液等益气养阴中成药治疗。

（四）注意事项

严重过敏反应是需要及时识别和治疗的急症，应教育患者严重过敏反应的危险性和一旦发作时的自我救治方法，使用急救计划自我治疗，强调肌内注射肾上腺素的重要性。达到医院或者医疗救助到达后，加用其他治疗措施，如症状持续，需要再次给予肾上腺素治疗。另外，建议患者随身携带个体化的严重过敏反应书面急救计划，包括如何识别严重过敏反应症状（如四肢麻刺感、发热感、头晕/昏厥感、唇—舌—悬雍垂肿胀、气促、喘息、喘鸣和肢体瘫软倒地），并指导患者迅速在大腿前外侧中部肌注肾上腺素，肾上腺素自动注射器原位保持3～10秒，而后拨打急救电话。平素避免接触过敏原或者进行过敏原免疫治疗或者脱敏治疗。

（梅　曼）

十一、感染性休克

（一）定义

感染性休克（septic shock）是急诊科常见的急危重症，是指严重感染导致的低血压持续存在，经充分的液体复苏难以纠正的急性循环衰竭，可迅速导致严重组织器官功能损伤，主要死亡原因为多器官功能衰竭，病死率高，早期正确诊断和处理与临床结果密切相关。

感染性休克是微生物与机体之间相互作用的复杂、变化过程，从病原微生物感染，到早期的全身炎症反应综合征（systemic inflammatory response syndrome，SIRS）、代偿性抗炎反应综合征（compensatory anti-inflammatory response，CARS），具有高度的异质性，需要在不同阶段个体化、同一个体阶段化调整和干预，因此，感染性休克的临床干预应该是一个"边诊断边治疗"的过程。

（二）诊断标准

1. 感染性休克的临床诊断标准

感染性休克的诊断是一个综合评估的过程，包括基础生命体征的监测，感染病原学诊断以及对心血管、呼吸、消化、肝脏、肾脏等各器官、系统功能的评估。此外，还需要对微循环功能状态进行评估。

于急诊科就诊的感染性休克患者早期一般难以获得病原学检查结果，一部分患者难以确定明确的感染灶〔如已经出现呼吸和（或）循环衰竭的患者，应评估检查风险后，决定是否即刻进行相关影像学检查〕。因此，在感染性休克诊断时，可首先通过病史和一般症状、体征判断，正确评估及维护生命体征，治疗和诊断措施同步进行，例如在开通静脉通路的同时留取血样本和进行一般实验室检查；其次，观察治疗反应，继续抢救，待一般实验室和影像学检查结果出报告后，即刻进行下一步处理。

（1）感染的诊断：存在感染的临床表现、实验室证据或影像学证据。

（2）SIRS 的诊断标准。①体温＞ 38℃或＜ 36℃。②心率＞ 90 次 / 分。③过度通气：呼吸＞ 20 次 / 分或二氧化碳分压（PCO_2）＜ 32 mmHg。④白细胞增多（＞ 12×10^9/L），或白细胞减少（＜ 4×10^9/L），或有超过 10% 的幼稚白细胞。

（3）低血压。成人收缩压（systolic blood pressure，SBP）＜ 90 mmHg，平均动脉压（mean artery pressure，MAP）＜ 70 mmHg，或 SBP 下降＞ 40 mmHg，或低于正常年龄相关值的 2 个标准差。

（4）组织低灌注的诊断标准。①高乳酸血症：血清乳酸水平＞ 2 mmol/L。②毛细血管再充盈时间延长、皮肤花斑或瘀斑。

（5）器官功能障碍的诊断标准。感染性休克患者的预后极差，死亡率高，因此，在临床上要尽快评估各器官功能，有助于判断预后，并采取针对性的措施。拯救脓毒症运动指南中列举的感染性休克的器官功能障碍标准见表 2–7。临床上需要注意的是，一些患者存在基础疾病导致的器官功能障碍和年龄因素导致的器官功能减退，在诊断上要识别新出现的器官功能障碍和原有器官功能障碍基础上的损伤加重。

表 2–7 拯救脓毒症运动指南器官功能障碍标准

感染性休克器官功能障碍标准：

（1）低氧血症［氧分压（PaO_2）/ 吸氧浓度（FiO_2）＜ 300 mmHg］；

（2）急性少尿（即使给予足够的液体复苏，尿量仍＜ 0.5 mL/（kg·h），且至少持续 2 小时以上）；

（3）血肌酐升高＞ 0.5 mg/dL（44.2 μmol/L）；

（4）凝血功能异常（国际标准化比值＞ 1.5 或 APTT ＞ 60 秒）；

（5）肠梗阻（肠鸣音消失）；

（6）血小板减少（＜ 100 000/μL）；

（7）高胆红素血症［血浆 TBiL ＞ 70 mmol/L（4 mg/dL）］

2. 感染性休克的诊断方法和流程

结合现病史和既往疾病状况，识别休克相关的症状和体征，检测实验室指标进行诊断。首选明确感染的证据，再进行感染性休克的诊断，并评估器官功能状态，分析其个体化的病理生理学过程。主要的诊断方法和流程见图 2-21。

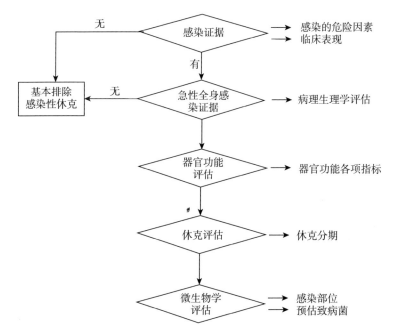

图 2-21 感染性休克的诊断流程

（1）基础监测。包括体温、心率、呼吸、血压、意识、皮肤（甲皱微循环，毛细血管再充盈时间）、尿量、休克指数等。

（2）感染诊断。

1）临床表现及辅助检查：发热、寒战等症状，降钙素原（procalcitonin，PCT）、C 反应蛋白（C-reactive protein，CRP）、抗链球菌透明质酸酶检测，近期出现中性粒细胞升高等。

2）病原菌和感染部位：在不明显延误抗菌治疗的前提下进行

病原菌培养。常规检测包括血培养和药敏试验,其他培养如痰、便、尿、伤口、导管、置入假体、脑脊液或胸腔积液等。有真菌感染的高危因素需要鉴别侵袭性念珠菌感染时,建议使用1,3-β-D-葡聚糖、甘露聚糖和抗甘露聚糖抗体检测。感染部位的判断通常与突出的临床症状和体征有关,感染性休克的常见感染部位包括:肺(35%),腹部(21%),尿道(13%),皮肤和软组织(7%),其他部位(8%),未知部位(16%)。

3)器官功能相关的各项检查。①基础和内环境评估,包括全血细胞分析、红细胞压积、血乳酸和乳酸清除率、出血凝血系列、酸碱平衡、电解质等。②心血管系统评估,常规检测包括血压、心率、心律、MAP,必要时做有创血压监测;酶和节律检测:包括心肌酶谱、心电图、脑钠肽(brain natriuretic peplide,BNP)和脑钠肽前体(probrain natriuretic peptide,Pro-BNP)、心房尿钠肽前体(proatrial natriuretic peptide,Pro-ANP);循环动力学检测:包括中心静脉压(central venous pressure,CVP)、心排血指数(cardiac index,CI)、胸内血容量指数(intrathoracic blood volume index,ITBVI)、血管外肺水指数(extravascular lung water index,EVLWI)、系统血管阻力指数(systemic vascular resistance index,SVRI)、每搏输出量指数(stroke volume index,SVI)、每搏输出量变异(stroke volume variation,SVV)等。有条件时可以做有(无)创血流动力学监测技术,如床旁超声、肺动脉导管、脉搏指示连续心排血量监测(pulse contour cardiac output,PiCCO)、Swan-Ganz、Vigileo(唯捷流)等,动态评估血流动力学状态。③呼吸系统评估,包括呼吸频率、幅度、节律;血气分析:pH、PaO_2、$PaCO_2$。④肝脏评估,包括血清总胆红素、谷丙转氨酶、谷草转氨酶、白蛋白。⑤肾脏评估。常规检测:尿量、肾小球滤过率、血肌酐、尿素氮;尿液分析:尿比重、渗透压等,有条件时可分析尿钠浓度及钠排泄分数。⑥内分泌系统评估,包括血糖、血脂、PCT、前肾上腺髓质素。⑦神经系统评估。脑电图和诱发电位:有助于早期诊断和评估脑功能障碍的严重性及预后;CT和MRI:有助于确诊和疾病严重程度分级；腰椎穿刺：有助于排除其他中枢神经系统感染性疾病。⑧免疫系统评估。细胞免疫：T淋巴细胞亚群（CD_{3+}、CD_{4+}、CD_{8+}、CD_{19+}），自然杀伤细胞；体液免疫：IgG、IgA、IgM等。

4）影像学评估：包括胸腹部X线片、超声、胸腹CT及MRI等，有助于确定感染病灶，进行组织器官的功能评估。

（三）治疗方案

1. 西医治疗

感染性休克的治疗首先应快速评估并稳定患者的生命体征，尽早经验性使用抗生素，同时积极确定病原菌，并基于对患者病理生理学状态的分析以及器官功能障碍的评估，改善机体的炎症状态和器官功能，防止感染性休克向MODS发展。治疗过程中应注重个体化因素，不能固守于程序化的标准治疗。

（1）感染性休克的初始治疗：目标见表2-8。

表2-8　感染性休克的初始治疗目标

时机	治疗措施	目标
即刻处理	OMI（吸氧、监测、静脉通路）	
	将患者安置于抢救室或监护室，休克体位吸氧，建立生命支持通道，监护重要生命体征，识别意识状态	
1小时内目标	开始液体复苏，纠正酸碱平衡失调和电解质紊乱	MAP ≥ 60 mmHg
	获取病原学标本送检	
	开始抗生素治疗	
3小时内目标	检测 CVP 和 MAP	MAP ≥ 65 mmHg 血乳酸降低
	监测乳酸水平	
	维持血压稳定	
	使用血管活性药物（用于对早期液体复苏无反应的低血压）	
	有条件时可开展超声或其他无创设备检测	

时机	治疗措施	目标
6小时内目标	应用血管活性药物维持 MVP 初始液体复苏后持续低血压或初始乳酸水平超过 4 mmol/L 时，需要重复评估容量状态和组织灌注，以下两者之一予以评估： （1）评估生命体征＋心肺功能＋毛细血管再充盈＋脉搏＋皮肤改变 （2）测量 CVP＋中心静脉血氧饱和度（SCVO$_2$）＋床旁超声（心肺）＋被动抬腿试验或液体负荷试验以评估液体反应性（任意两项） 如果初始乳酸水平增加，则重复予以测量	MAP ≥ 65 mmHg 尿量 ≥ 0.5 mL/（kg·h） CVP 达到 8～12 mmHg ScvO$_2$ 达到≥ 0.70 乳酸水平正常

（2）抗感染治疗：控制感染是感染性休克的基础治疗措施。

1）感染源控制。需要紧急控制感染灶时（如坏死性筋膜炎、腹膜炎、胆管炎、肠梗死），推荐及时做出解剖学诊断或排除诊断；如果可行的话，对于可控制的感染灶，考虑尽早采取措施控制感染源（12 小时内）。严重感染需控制感染源时，应采取对生理损伤最小的有效干预措施（如经皮穿刺引流脓肿而非手术引流），必要时可手术。如果留置导管是感染性休克可能的感染灶，应在建立其他血管通路后立即拔除。

2）早期抗微生物治疗。①治疗时机。在控制感染源的基础上，推荐在感染性休克确诊后尽早开始（1 小时内）静脉使用有效的抗生素治疗。推荐初始经验性抗感染治疗应包括可以覆盖所有可能的致病微生物［细菌和（或）真菌或病毒］的一种或多种药物，并能保证充分的组织渗透浓度。②药物选择。经验性治疗应根据患者现有疾病和当地病原菌分布特点，尽可能针对最有可能的病原菌使用抗生素。建议应用经验性联合用药治疗中性粒细胞减少的严重感染和难治性多重耐药菌如不动杆菌和假单胞菌感染患者。

对有呼吸衰竭和感染性休克的严重感染患者，建议应用广谱 β-内酰胺类联合氨基糖苷类或氟喹诺酮类药物治疗铜绿假单胞菌。同样建议应用 β-内酰胺类联合大环内酯类药物治疗肺炎链球菌感染的感染性休克患者，选择抗生素时，应以杀菌药物为主，目的是快速控制 SIRS 反应，遏制感染性休克的病理生理学进展。③治疗疗程。对感染性休克患者，建议经验性联合治疗不超过 3～5 天。一旦病原菌的药敏确定，结合患者临床情况降级到最恰当的单药治疗。但是，对铜绿假单胞菌感染以及部分心内膜炎，以及存在无法清除的感染病灶，应延长抗生素联合使用的时间。

3）器官和系统功能支持。①循环功能支持。a. 容量复苏：感染性休克早期，根据血细胞比容、中心静脉压和血流动力学监测选用补液的种类，掌握输液的速度。推荐以晶体液为主，有利于防止胶体从血管渗漏导致肺水肿和心力衰竭的发生。低蛋白血症患者推荐清蛋白；心血管顺应性差时，输液速度不宜太快；监测容量反应并调节容量复苏的速度。b. 血管活性药物治疗：经过充分液体复苏，血压仍不达标，为了使 MAP > 65 mmHg 需要加用血管活性药物，首选去甲肾上腺素；只有当患者心律失常发生风险较低且低心输出量时，才考虑使用多巴胺。②呼吸功能支持。感染性休克患者可首先给予鼻导管给氧或面罩给氧、无创呼吸机辅助呼吸，血气分析每小时 1 次。如氧饱和度不稳定时，立即给予气管插管，呼吸机辅助呼吸。③肾脏功能支持：充分容量复苏的前提下，患者尿量仍没有增加、内环境不稳定时，应及早给予肾功能支持。④消化系统功能支持：有出血危险因素的感染性休克患者，推荐使用 H 受体阻滞剂或质子泵抑制剂预防应激性溃疡（stress ulcer，SU）。⑤内分泌功能调节：目标血糖上限 ≤ 10.0 mol/L（180 mg/dL）。推荐在有营养支持情况下控制血糖，以防止低血糖发生。⑥血液系统功能支持：推荐在血红蛋白 < 70 g/L 时输注红细胞；建议血小板计数 < 10×10^9/L 时预防性输注血小板；如患者有明显出血风险，建议血小板计数 < 20×10^9/L 时预防性输注血小板；推荐每日皮下注射低分子量肝素预防静脉血栓栓塞。⑦神经肌肉系

统功能支持：推荐对无 ARDS 的急性感染患者尽量避免使用神经肌肉阻滞药（neuromuscular blocking agents，NMBAs）；机械通气的急性感染患者需要注意一些抗生素如氨基糖苷类也可导致神经肌肉功能抑制。

4）免疫调节及炎性控制治疗。发生严重感染时，由于低皮质醇水平的出现，下丘脑—垂体—肾上腺轴激活，同时，受体对激素的敏感程度升高，这都有助于改善机体代谢和微循环状况，从而对器官起到保护作用。但是，若过量给予外源性糖皮质激素，作用于垂体的糖皮质激素受体，会引起下丘脑—垂体—肾上腺轴负反馈抑制。

对成人感染性休克患者，如充分的液体复苏和血管活性药物能恢复血流动力学稳定（详见初始复苏目标），不建议使用静脉注射糖皮质激素。如未达目标，在排除存在相反免疫抑制的情况下建议静脉应用糖皮质激素。应用氢化可的松时，采用持续滴注而非间断静脉推注。需要强调的是，肾上腺皮质功能低下的患者，可小剂量使用激素；在 SIRS 反应初期，激素应用对患者具有积极的作用；但对于免疫抑制的患者应谨慎使用。应用氢化可的松时应该注意与头孢哌酮类抗菌药物的配伍禁忌，以免发生双硫仑样反应。

其他免疫调节药物在感染性休克的治疗中可发挥重要作用。早期的 SIRS 反应是指各种感染性或非感染性因素作用于机体引起各种炎症介质过量释放和炎症细胞过度激活而产生的一种病理生理状态。调控机体的免疫反应，及时有效地阻断 SIRS 向 CARS 和 MODS 发展是危重病患者治疗成功的关键环节，推荐使用乌司他丁。

5）营养支持。经胃肠道途径容量复苏以及早期肠道营养支持需要在维持血流动力学稳定、肠道功能较好或恢复的状态下，适量给予，循序渐进。

在确诊严重感染/感染性休克最初的 48 小时内，可以耐受的情况下给予经口饮食或肠内营养（如果需要）。在第 1 周内避免强制给予全热量营养，建议低剂量喂养 [如每日最高 2092 kJ（500 kcal）]，仅在可以耐受的情况下加量。

建议在确诊严重感染／感染性休克的最初 7 天内，使用静脉输注葡萄糖和肠内营养，而非单独使用全胃肠外营养或肠外营养联合肠内营养。对严重感染患者，不建议使用含特殊免疫调节添加剂的营养制剂。

对有营养风险的急性感染患者，接受肠内营养 3～5 天仍不能达到 50% 目标量，建议添加补充性肠外营养。

2. 中医治疗

因感染性休克患者存在机体各系统功能紊乱及各器官功能障碍，有时单纯的西医治疗不能达到满意效果。因此，在西医治疗的基础上联合中医的有效辅助治疗措施，中医、西医并举，携手治疗感染性休克显得尤为必要。

脓毒症休克在中医学中归属于"外感热病"导致的"厥脱证"范畴。"厥"指手足逆冷，"脱"指气血津液虚极。脓毒症高热阶段耗气伤津，气虚津伤进一步发展，必然损及阳气，由阳证转为阴证，表现为昏迷、四肢厥冷、血压下降等，甚者可出现气血津液虚极，阴竭阳脱而亡；热入营血时，热邪煎熬血液，出现血热、瘀血，表现为血管内皮损伤、微循环障碍等，严重者出现凝血与抗凝血平衡紊乱，发生 DIC。

王今达教授提出的"四证四法"治疗脓毒症的中西医结合理论，已在临床实践中被证实有确切疗效，并且在降低重症肺炎的病死率上获得了循证医学证据。而"四证四法"理论在指导脓毒症休克的治疗上同样意义重大。目前，"四证四法"理论形成了包括理、法、方、药在内的完备的理论体系。"理"为"菌毒炎并治"脓毒症（细菌、内毒素、炎性介质共同治疗）；"法"为"四证四法"（毒热证与清热解毒法、血瘀证与活血化瘀法、急性虚证与扶正固本法、腑气不通证与通里攻下法）；"方"包括凉膈散、血府逐瘀汤、大承气汤及补阳还五汤等；"药"包括血必净注射液、参附注射液、生脉注射液等。

"四证四法"理论基本概括了脓毒症向脓毒症休克的病机传变特点和中西医结合病理特点，首先在宏观层面体现了由阳证变为阴证的"由阳入阴"的传变规律，即从毒热证（脓毒症初起）进入急性虚证（脓毒症休克），同时在微观层面突出了"由气及血"的传变规律，即毒热证（感染）到血瘀证（血管内皮损伤、微循环障碍）的传变。另外，"四证四法"还单独列出腑实证，以突出胃肠功能正常与否对于脓毒症休克的治疗和预后至关重要。总之，从脓毒症发展到脓毒症休克的病机特点可概括为由阳入阴、由气及血，是目前指导脓毒症及脓毒症休克预防与治疗的最合适的中西医结合理论。

脓毒症休克属于"四证四法"中"急性虚证"的范畴，对应的治疗原则应以扶正固本为主，但也应重视其他"三法"在脓毒症休克发病中的重要作用：清热解毒法可以减缓甚至阻止脓毒症向脓毒症休克发展；活血化瘀法有助于改善脓毒症休克时微循环障碍及凝血功能紊乱；通里攻下法有助于解决脓毒症休克时胃肠功能障碍。在"四证"中，尤其以"急性虚证"与"血瘀证"对脓毒症休克的治疗至关重要。"血瘀证"是由普通感染向脓毒症转化的关键点，也是脓毒症发展为脓毒症休克或 DIC 的一个重要因素，而且血瘀证改善与否对于脓毒症休克的预后影响重大，因此，治疗脓毒症休克的整个过程中，在扶正固本的同时，应贯穿活血化瘀的思想。

（1）清热解毒法的应用：清热解毒法可以作为抗感染治疗时的辅助手段，中医中药可以治疗部分耐药菌感染，同时还可拮抗感染引起的过度炎症反应。对于耐药菌的治疗，中医药的应用有一定的优势，可以尝试辨证应用扶正透邪的药物进行干预，药物可选黄芪、当归、金银花、青蒿、虎杖等。

（2）活血化瘀法的应用：脓毒症休克中血瘀证（微循环障碍）自始至终存在。休克早期，在炎性介质的攻击下发生血管内皮损伤及毛细血管渗漏，微循环血管的舒缩功能障碍；随着休克的进展，血液不断在微循环淤滞；最后微循环广泛性微血栓形成，导致机体凝血与抗凝血平衡紊乱，此时出现休克合并 DIC。因此，血瘀证在脓毒症休克的发生中扮演着重要的角色，活血化瘀药物血必净注射液在休克的各个时期均可推荐使用。在休克前的预防期及代偿期应用血必净注射液可以拮抗内毒素及炎性介质，减少血管内皮损害，改善微循环紊乱，避免脓毒症向脓毒症休克进展；在失代偿期应用则可以改善脓毒症休克微循环及血流动力学障碍，降低病死率和脓毒症休克合并 DIC 的发生率；在休克合并 DIC 期应用则可以改善凝血与抗凝血平衡紊乱，对凝血功能具有双向调节的作用。

（3）扶正固本法的应用：脓毒症休克在"四证四法"中属于急性虚证的范畴，因此扶正固本法是脓毒症休克的主要治法。扶正固本法主要包括血压的提升和免疫功能紊乱的恢复两方面内容。血压下降往往伴随中医阴阳气血亏虚的证候表现。在休克代偿期，血压往往还未下降，但有下降倾向，并且气阴两虚的证候已经显露，此时以补气救阴为主，应用参麦注射液及生脉注射液，二者均可兴奋肾上腺皮质系统及增加网状内皮系统对各种病理性物质的清除作用，改善心、肝、脑等重要器官供血，保护血管内皮，纠正低血压，降低乳酸（Lac）水平。在休克失代偿期，血压下降，主要表现为阳气暴脱的证候，此时以回阳固脱为主，应用参附注射液具有增加心排血量、降低心肌耗氧以及降低 Lac 水平的作用。此外，应用独参汤辅助治疗脓毒症休克可提高心排血量，改善血流动力学和器官低灌注状态，减轻炎症反应，提高血小板数量，防止病情向 DIC 发展。推荐在西药治疗的基础上，口服或鼻饲独参汤（生晒参 30 g，切片 5 mm，加水浓煎至 100 mL），12 小时给药 1 次。

（4）通腑泄热法的应用：脾胃为后天之本，胃肠道功能的好坏对疾病的预后极为重要，休克时胃肠道的主要变化有中毒性肠麻痹、肠缺血，患者常表现为腹胀、便秘、舌红、苔黄等，属于"四证四法"中的"腑实证"范畴。胃肠功能紊乱要早期预防，及早诊断和治疗，具体措施如下。①增强胃肠动力，缓解肠麻痹，从而减少肠源性内毒素的吸收，可应用大承气汤（大黄、芒硝、枳实、厚朴）。②中药大黄具有保护肠黏膜、改善肠道血液灌注、增强肠蠕动、消除腹胀等作用。使用方法：用生大黄粉 10 g 溶解后灌肠，12 小时 1 次。③针刺足三里、天枢、合谷、中脘、下脘等穴位，平补平泻，留针 30 分钟，每日 1 次，可促进胃肠动力。④改善胃肠道供血，可给予前列地尔 10 μg 静脉滴注，每日 1 次，联合血必净注射液 50 mg 静脉滴注，每日 2 次。

（5）针灸的辅助应用：针刺足三里、关元、内关、水沟、百会等穴位，平补平泻法，留针 30 分钟，每日 2 次，配合艾灸神阙穴，每日 2 次，可以调节脓毒症休克患者的免疫状态，降低体内降钙素原水平；如伴有高热，可浅刺十宣穴放血；四肢厥冷较甚者可艾灸百会、气海、关元、神阙、膻中等穴位，采用直接灸或悬灸，每穴 4～5 壮。

（四）注意事项

感染性休克治疗护理要得当，认真及时观察病情变化，医护人员紧密配合，技术操作准确快速。严密观察病情的变化，密切注意患者呼吸、血压、脉搏、尿量及精神意识状况，发现病情变化应及时报告进行相关处理。保持呼吸道通畅，保证及时进行各项抢救措施。保证重要脏器和组织供氧，有利于重要器官复苏及功能恢复，避免因呼吸道阻塞引起窒息。由于呼吸道通畅，保证了各项抢救措施及时落实。做好基础护理，如物理降温、吸痰、雾化吸入、翻身等。注意心理护理，注意掌握患者的心理状态，耐心开导、安慰，并与患者家属合作，消除不良因素，增强患者战胜疾病的信心，使其主动配合治疗、护理，促进身体康复。

中医治疗要注意时机，早期介入，方能取得良好疗效。在脓毒症初期以毒热壅盛为主症，治宜清热解毒、活血化瘀、攻里通下，可选用安宫牛黄丸、清开灵、醒脑净等。而极期病机为正虚邪盛，气阴两伤，治宜扶正祛邪、益气生津，可选用生脉注射液。而感染性休克等出现，已是阳虚不固、亡阳欲脱，应尽早使用参附注射液，量应大，用药应及时。另各期多伴有血瘀，应加用活血化瘀的药物，也可选用血必净针剂。

临床上，通过一些危险因素分析，识别可能发生感染性休克的高危患者，从而及早地给予关注、评估和干预，改变疾病的转归。感染性休克的危险因素包括年龄、身体状态等一般因素，还包括基础疾病状态、解剖结构的破坏、相关实验室指标和药物因素等，具体见表 2–9。

表 2-9 感染性休克的危险因素

一般因素	解剖结构异常或介入治疗	药物因素	基础疾病
年龄 > 65 岁	中心静脉导管	长期使用抗生素	免疫功能缺陷（如 AIDS、酗酒）
营养不良	近期侵入性手术	近期使用类固醇激素	恶性肿瘤或白血病
体温过低或 > 38.2℃	血液透析	化疗药物	急性胰腺炎、肠道疾病
ECOG 身体评分低（< 2）	胆道系统异常	非甾体类抗炎药	糖尿病
住院时间长	气管内插管或机械通气	其他	肾功能衰竭
长期卧床		放疗	肝功能衰竭
心率 > 120 次 / 分			存在易出血的感染灶
SBP < 110 mmHg 或低于基础值的 60% ~ 70%			病毒感染
			器官移植
			中性粒细胞缺乏

（张未锋）

十二、心源性休克

（一）定义

心源性休克（cardiogenic shock，CS）是一种低心输出量状态，是由于各种原因导致心脏功能减退，引起心输出量显著减少，导致血压下降，重要脏器和组织灌注严重不足，引起全身微循环功能障碍，从而出现一系列以缺血、缺氧、代谢障碍及重要脏器损害为特征的临床综合征。

心源性休克的基本特征至少包含3个要点：一是心脏的泵功能受损使心输出量快速和显著减少；二是导致血压持续降低和外周及重要脏器灌注不良；三是造成全身组织和器官的缺血缺氧，难以满足正常代谢需求，而处于进行性功能衰竭状态。

心源性休克常见病因有：①心肌病变，包括急性心肌梗死、急性心力衰竭、心脏手术后低排综合征、流出道梗阻、心肌顿抑、全身系统炎症反应或脓毒症并发心肌损伤、心肌挫伤等；②瓣膜病变，包括自身瓣膜病和人工瓣膜病变如人工瓣膜阻塞、关闭不全或受限、瓣叶裂等；③电生理性，如房性和室性快速性心律失常（心房颤动、室性或室上性心动过速）和缓慢性心律失常（完全性房室传导阻滞）；④心脏梗阻病变，如心包压塞、心包缩窄和肺栓塞。一般临床上均以原发性心肌损伤为心源性休克的基本病因，此种损伤又以急性广泛的左心室心肌梗死最为常见。详见表2-10。

心源性休克的病理生理学包括降低心输出量的初始心脏损伤、中心血流动力学改变（包括压力和体积之间的关系变化，心室充盈压升高）、微循环功能障碍、全身炎症反应综合征和多器官功能障碍。

（二）诊断标准

具有急性心肌梗死、急性心肌炎、原发性或继发性心肌病、严重的恶性心律失常、有心肌毒性的药物中毒、急性心脏压塞以及心脏手术等病史。

表 2-10　心源性休克的常见病因

病理生理变化	临床情况
心肌病变	AMI 泵衰竭，严重右心室心肌梗死
	终末期心肌病
	暴发性心肌炎
	长时间缺血导致心肌顿抑（心肺复苏、低血压）
	药物毒性（负性肌力药物、心肌毒性化疗药物）
	严重酸碱失衡及代谢紊乱
	严重感染和炎症反应
	心肌挫伤
	心脏切开术后
	应激心肌病
	心脏移植后排异
	合并其他抑制心肌功能的临床情况
心脏结构病变	AMI 合并机械并发症（乳头肌功能不全，乳头肌/腱索断裂导致急性二尖瓣反流，室间隔穿孔，游离壁破裂）
	心室流出道梗阻（主动脉瓣狭窄，梗阻性肥厚型心肌病）
	心室充盈受限（二尖瓣狭窄，心房黏液瘤）
	急性二尖瓣反流（腱索断裂）
	急性主动脉瓣反流
	先天性心脏病
	肺栓塞
心律失常	持续严重心动过缓或心动过速
心包疾病	大量心包积液
	急性心包压塞
	缩窄性心包炎

1. 临床标准

（1）低血压：血容量充足前提下，收缩压 < 90 mmHg 超过 30 分钟，或平均动脉压 < 65 mmHg 超过 30 分钟；或需要应用血管活

性药物和（或）循环辅助装置支持下收缩压维持＞90 mmHg。

（2）脏器灌注不足征象（至少1项）：①脑组织灌注下降，排除其他原因引起的精神状态改变，早期兴奋烦躁不安，之后出现精神萎靡、神志淡漠，晚期意志萎靡，意识模糊甚至昏迷；②组织皮肤灌注下降，肢端皮肤湿冷、花斑；③肾脏灌注减少，少尿（尿量＜400 mL/24 h 或＜17 mL/h），或无尿（尿量＜100 mL/24 h）；④组织缺氧和细胞代谢改变，血浆乳酸浓度增高＞2.0 mmol/L。

2. 有创血流动力学监测的诊断标准（必要时可实施）

（1）心输出量严重降低：心指数≤2.2 L/（min·m²）。

（2）心室充盈压升高：肺毛细血管楔压≥18 mmHg。

（三）治疗方案

1. 西医治疗

心源性休克的治疗目的是使心排血量达到保证组织器官有效灌注的水平。主要通过积极评估和治疗潜在的可逆病因及对血流动力学复苏和优化，恢复心输出量及组织灌注，以防止器官衰竭。包括病因治疗、血流动力学支持治疗（血管活性药物、机械辅助装置）及重要脏器功能支持。心源性休克的治疗流程如图2-22所示。

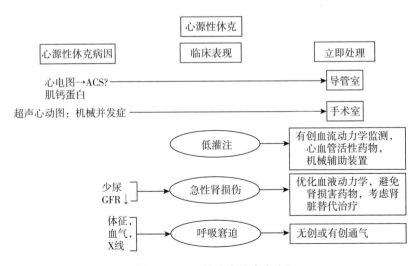

图2-22 心源性休克的治疗流程

（1）病因治疗。不同病因诱发的 CS，处理策略不尽相同。对于心源性休克的患者应尽快完善心电图、血生化和超声心动图等检查以明确病因，并及时进行相应的处理，休克状态可得到有效缓解。CS 最常见的病因是急性心肌梗死（AMI），约占整个 CS 病因的 80%。AMI 导致 CS 的主要原因包括严重的泵功能衰竭、右室心肌梗死导致低血容量、机械并发症的发生及大量负性肌力药物的应用等，应该尽快启动血运重建治疗。其他可治疗的病因包括肺栓塞（溶栓或取栓）、快速性心律失常（心脏复律）、心动过缓（起搏）、心脏压塞（心包穿刺）、瓣膜病（瓣膜成形术或瓣膜手术）。

（2）血管活性药物。治疗一般目标：通过血管活动药物治疗使平均动脉压（MAP）至少达到 65 mmHg，或既往有高血压病史的患者允许较高的血压；心率 90 ～ 100 次 / 分；左室充盈压 20 mmHg 以下，心脏做功减少，心输出量提高。

拟交感活性正性肌力药物和缩血管药物通过增加心输出量和提高血压，维持血流动力学稳定，改善脏器灌注，是 CS 患者治疗的基础用药。但大剂量长时间应用血管活性药物会增加心肌耗氧，导致心肌缺血或梗死延展，导致或增加心律失常，其强烈的外周血管收缩作用也可能导致肾脏、肝脏和胃肠道等周围脏器损害。因此应用时应以患者整体为核心，而不是仅仅关注血压，同时需要严密监测血流动力学状态，深静脉给药，仔细滴定用量，尽量缩短大剂量药物应用时间。临床常用的药物有去甲肾上腺素、多巴胺、多巴酚丁胺等。

在心源性休克的治疗中虽然正性肌力药物能够改善患者的血流动力学状态，常可增加心肌耗氧，但无研究显示正性肌力药物应用可以显著提高患者的住院生存率。一般认为，肾上腺素可被用作多巴酚丁胺和去甲肾上腺素联合治疗的替代治疗，但它可增加心律失常、心动过速和高乳酸血症的风险。多巴酚丁胺应被用于心源性休克时低心排血量的治疗。磷酸二酯酶抑制剂或左西孟旦不作为一线用药。具体用药见表 2–11。

表 2-11　临床常用血管活性药物的常用剂量、作用机制及血流动力学效果

药物	常用剂量		结合受体				血流动力学效果
	静脉注射	静脉输入速率	α_1	β_1	β_2	多巴胺	
多巴胺	3.0~5.0 mg	0.5~0.2 μg/(kg·min)	-	+	-	+++	CO↑
		5.0~10.0 μg/(kg·min)	+	+++	+	++	CO↑↑, SVR↑
		10.0~20.0 μg/(kg·min)	+++	++	-	++	SVR↑↑, CO↑
多巴酚丁胺		2.5~20.0 μg/(kg·min)	+	++++	++	-	CO↑↑, SVR↓, PVR↓
去甲肾上腺素	0.5~1.0 mg	0.05~0.40 μg/(kg·min)	++++	++	+	-	SVR↑↑, CO↑
肾上腺素	1.0~3.0 mg	0.01~0.50 μg/(kg·min)	++++	++++	+++	-	CO↑↑, SVR↑↑
异丙肾上腺素		2.0~20.0 μg/(kg·min)	-	+++	+++	-	CO↑↑, SVR↓, PVR↓
间羟胺	0.5~2.0 mg	0.5~1.0 μg/(kg·min)	++++	++	+	-	SVR↑↑, CO↑
米力农 a	25.0~75.0 μg/kg 持续 10~20 分钟	0.125~1.000 μg/(kg·min)					CO↑, SVR↓, PVR↓
左西孟旦 b	12.0 μg/kg 持续 10 分钟（收缩压>100 mmHg）	0.05~0.20 μg/(kg·min)					CO↑, SVR↓, PVR↓

注：CO 为心输出量，SVR 为体循环阻力，PVR 为肺血管阻力，- 为无作用，（+）~（+++）为作用强度；↑为增加，↓为降低；a 为磷酸二酯酶抑制剂，b 为肌丝钙离子增敏剂和磷酸二酯酶抑制剂；1 mmHg=0.133 kPa。

在《心源性休克诊治中国专家共识（2018 版）》中指出，CS 血管活性药物治疗建议：①尽快应用血管活性药物（常用多巴胺和去甲肾上腺素）维持血流动力学稳定；②如果收缩压尚维持于 80 ～ 90 mmHg，可考虑先加用正性肌力药物，如多巴胺；③如果已经出现严重低血压（收缩压＜ 80 mmHg），需要在提高心排量的同时，进一步收缩血管提升血压，可首选去甲肾上腺素，或多巴胺联合应用去甲肾上腺素；④较大剂量单药无法维持血压时，建议尽快联合应用，注意监测药物的不良反应。

（3）机械循环辅助治疗（mechanical circulation support，MCS）。目前国内外临床应用成熟的循环辅助装置主要有主动脉球囊反搏（intra-aortic balloon pump, IABP）、体外膜肺氧合（extracorporeal membrane oxygenation，ECMO）和经皮左心室辅助装置（left ventricular assist devices，LVAD）。MCS 的优点是：其一，改善周围循环，维持足够的动脉血压和心输出量，逆转受损的循环功能，恢复周围脏器的组织灌注，促进重要脏器功能恢复；其二，心肌保护，改善冠状动脉灌注，降低心脏充盈压力和心肌氧耗，避免心肌缺血加重和梗死延展。缺点为对患者生存率影响尚未证实，花费较高，且易并发出血、肢体缺血、溶血、系统炎症反应等。

1）主动脉内球囊反搏 IABP 因具有操作简单、创伤性小的优点，自 1968 年至今被广泛应用于心源性休克的机械辅助治疗。通常球囊由导管经股动脉、腹主动脉逆行置入降主动脉内，球囊的充气和放气与心动周期同步。心脏舒张时球囊充气，将血液压回升主动脉，提高舒张压，增加冠脉灌注；心脏收缩时球囊塌陷，将血液主动引流出动脉以减轻心脏后负荷，增加搏出量，降低舒张末容积和心肌耗氧量。但值得注意的是，IABP 心输出量的增加需要依赖自身心脏收缩和稳定的心脏节律，增加的心输出量也相对较小，为 0.5 ～ 1.0 L/min，且对下肢和肾脏微循环的改善较弱。IABP 禁用于严重主动脉瓣关闭不全或主动脉及外周血管病患者，其并发症包括出血、卒中、局部或全身感染以及血管并发症。

2）左心室辅助装置 LVAD 常用于 IABP 无效的患者。LVAD 借助外置的机械设备可以提供部分或完全的循环支持。与 IABP 相比，LVAD 不仅更大程度地提高了心排血量，甚至能完全代替左心室功能。目前国外临床应用较成熟的主要是 Tandem Heart 和 Impella 系统这两种装置，其中 Impella 系统应用相对更广泛。Tandem Heart 系统经离心泵将氧合的血液从左心房抽出再泵入降主动脉，可持续提供 3 ～ 5 L/min 的心输出量，从而降低 PCWP，减少左心室前负荷；Impella 系统通过导管前端的内置微型轴流泵，将左心室的氧合血液经导管流入口抽出，再经导管流出口泵入升主动脉，建立左心室—升主动脉引流途径，从而主动减少左心室前负荷和 PCWP，降低室壁张力和心肌耗氧量。同时可辅助心脏做功，增加心输出量，升高主动脉压和冠状动脉灌注压。

3）体外膜肺氧合 ECMO ECMO 是一种短期循环辅助兼呼吸替代功能装置，CS 的患者采用静脉—动脉（V-A）工作模式。V-A 模式的静脉管道经股静脉置入至下腔静脉，动脉管道经股动脉置入至腹主动脉。ECMO 的主要原理：静脉血液由离心泵驱动经股静脉引出，经氧合器进行气体交换后经过温度调整，再经动脉管道泵入腹主动脉，提供氧合和循环支持，降低双心室前负荷。但是也可在一定程度上增加左心室后负荷，进而增加心肌氧耗量。建议 CS 患者应用 V-A 模式 ECMO 的同时合用 IABP。

（4）重要脏器功能支持治疗。维持血流动力学稳定，保证脏器有效灌注是改善脏器功能的根本。应该迅速启动脏器功能支持治疗，尽快纠正酸碱失衡和电解质紊乱，对于合并呼吸衰竭患者合理选择机械通气呼吸支持，对合并急性肾功能损伤患者，需尽早启动床旁持续肾脏替代治疗等。

机械通气：心源性休克患者使用机械通气的病理生理指征是低氧和高碳酸性呼吸衰竭。机械通气用于心源性休克的主要目的在于提供充分的氧合，扩张肺膨胀不全区域，从而减少分流并改善肺顺应性，减轻呼吸肌做功，最终降低前后负荷。在实施有创机械通气时，初始通气应为 PEEP ≥ 5 cmH$_2$O，潮气量为 6 mL/kg，氧浓度为 100%，呼吸频率为 12 ～ 15 次 / 分，以保证足够的氧合。

此后根据临床需要，个体化调整呼吸参数。在循环血量减少或右室梗死的患者中，机械通气能降低前负荷，进而降低心排血量，可能需要暂时性增加补液量以及强心药、升压药的量。

连续性肾脏替代治疗：在 CS 患者中，有 13%～28% 的患者发生急性肾损伤，20% 的患者需要肾脏替代治疗。建议：患者达到 KDIGO 指南中所述 2 期急性肾损伤，即血清肌酐增加到 2 倍基线以上和尿量 < 0.5 mL/（kg·h）≥ 12 小时或当"威胁生命的水、电解质和（或）酸碱失衡"存在时，可以考虑连续性肾脏替代治疗。

2. 中医治疗

中医学虽无"心源性休克"之名，但相应的症状描述隶属于"厥""脱"范畴。为各种病因引起的人体气血逆乱，导致阴阳动态平衡失调，出现阴阳离决的一类病症。而心源性休克至"厥脱"者，多为素体阳气亏虚，或大病久病伤阳，阳气衰于下，心肾虚寒，命门火衰，失去温煦，发为寒厥，寒厥渐进，心阳暴脱。也可见于元气亏虚和心气耗散之虚证气厥。严重的心源性休克又近似脱证中的阳脱或者阴阳俱脱。辨证施治方面，凡厥者，正邪交争致阴阳之气不相顺接，治则扶正祛邪。凡脱者，阴阳气血离决而去，治则扶正固脱，有形之血不能速生，无形之气所当急固，可在西医积极治疗的基础上，配合中医药治疗。临床常配合四逆汤、四逆加人参汤及参附注射液等治疗。

（四）注意事项

1. 病情交代

心源性休克的预后与患者年龄、基础疾病及血流动力学障碍严重程度相关，临床多因持续性组织器官灌注不足致多脏器功能衰竭及继发肺部感染等，最终导致死亡。但若及时恢复灌注可改善远期生存率，但总体预后较差。

2. 调护

劝慰患者正确对待情绪变化，保持心情愉快，消除紧张心理。对患者及其家属进行科普教育，使其对疾病有正确的认识，了解相关的医学知识，加强自我保健，增强遵医行为。饮食上应摄入清淡、易消化、高蛋白及富含维生素和微量元素的食物，注意戒烟戒酒。同时宜少量多餐，每日进餐4～6次，每晚进食宜少，注意细嚼慢咽，避免饱餐。注意卧床休息，保证充足睡眠，保持大便稀软，避免大便用力，被动活动下肢减少深静脉血栓风险，协助患者翻身拍背减少压疮及坠积性肺炎风险。规范用药，做好血压、尿量、心率等生命体征及症状变化的病情监测。

（王亚楠）

十三、急性上消化道出血

（一）定义

上消化道出血（upper gastrointestinal bleeding，UGIB）是内科常见急症，指屈氏韧带以上的消化道，包括食管、胃十二指肠、胆管和胰管等病变引起的出血，胃空肠吻合术后的空肠上段病变出血也属于这一范围。

（二）诊断标准

根据呕血、黑便和失血性周围循环衰竭的临床表现，呕吐物或大便隐血试验呈强阳性，血红蛋白浓度、红细胞计数及血细胞比容下降的实验室证据，可作出上消化道出血的诊断。

（三）治疗方案

急性上消化道大量出血病情急、变化快，严重者可危及生命，应采取积极措施进行抢救。抗休克、迅速补充血容量治疗应放在一切治疗措施的首位。

1. 一般急救措施

卧床休息，保持呼吸道通畅，避免呕血时吸入引起窒息，必要时吸氧，活动性出血期间禁食。

2. 积极补充血容量

尽快建立有效的静脉输液通道和补充血容量，必要时留置中心静脉导管。立即查血型和配血，在配血过程中，可先输平衡液或葡萄糖盐水甚至胶体扩容剂。如果血源缺乏，可用右旋糖苷或其他血浆代用品。输液量以维持组织灌注为目标，尿量是有价值的参考指标。需避免输液过多、过快而引起肺水肿，心脏病或老年患者可依据中心静脉压调节输入量。紧急输血指针有：①改变体位出现晕厥、血压下降（收缩压＜ 90 mmHg）和心率加快（＞120 次 / 分）；②失血性休克；③血红蛋白＜ 70 g/L 或血细胞比容＜25%。输血量以使血红蛋白达到 70 g/L 左右为佳。

3. 止血措施

（1）食管胃底静脉曲张破裂出血止血措施。

1）药物：尽早给予收缩内脏血管药物如生长抑素、特利加压素或垂体加压素，以减少门静脉血流量、降低门静脉压力，从而止血。生长抑素对全身血流动力学影响较小，不良反应少，是治疗食管胃底静脉曲张破裂出血最常用的药物。生长抑素，首剂 250 μg 静脉缓注，继以 250 μg/h 持续静脉滴注。特利加压素起始剂量为 2 mg/4 h，出血停止后可改为每次 1 mg，每日 2 次，维持 5 天。垂体加压素 0.2 U/min 静脉持续滴注，根据治疗反应可逐渐增加剂量至 0.4 U/min，该药有致腹痛、血压升高、心绞痛发作等不良反应，对老年患者应同时使用硝酸甘油，以减少垂体加压素的不良反应。

2）气囊压迫止血：在药物治疗无效且不具备内镜和 TIPS 操作的大出血时暂时使用，为后续有效止血措施起桥梁作用。气囊压迫短暂止血效果肯定，由于并发症多，不能长期压迫，停用后早期再出血率高，且由于近年药物及内镜治疗的进步，已不推荐作为首选止血措施。

3）内镜治疗：内镜直视下注射硬化剂至曲张的静脉，或用橡皮圈套扎曲张的食管静脉是目前治疗食管胃底静脉曲张破裂出血的重要治疗方法。

4）外科手术或经颈静脉肝内门体静脉分流术（TIPS）：外科手术并发症多，病死率高，应尽量避免。有条件的医疗机构可用颈静脉肝内门体静脉分流术治疗。

（2）非曲张静脉上消化道出血，止血措施如下。

1）抑制胃酸分泌：血小板聚集及血浆凝血功能所诱导的止血

作用需在 pH > 6.0 时才能有效发挥，新形成的血凝块在 pH < 5.0 的胃液中易被消化，故提高胃内 pH 具有止血作用。常用 PPI 或 H_2 受体拮抗剂，急性出血予以静脉注射，如法莫替丁每次 20 mg，每 12 小时 1 次；奥美拉唑每次 40 mg，每 12 小时 1 次。

2）内镜治疗：内镜检查见有活动性出血或暴露血管的溃疡可进行内镜止血，包括热探头、高频电灼、微波、激光或钛夹。

3）手术治疗：内科治疗仍出血不止，持续出血将危及生命时，须及早采取手术治疗。

4）介入治疗：内镜治疗不成功，又不能耐受手术，可考虑行选择性肠系膜动脉造影找到出血灶并行血管栓塞术。

4. 中医急救治疗

针对本病病机变化由气到血，由实到虚，虚实夹杂，寒热互化，治疗当以急则治标予以止血，缓者治本以求因为原则。临床急救偏于气虚或气阴两虚的患者可使用参脉注射液或生脉注射液静推；偏于阳虚的患者可使用参附注射液静推。常用止血中成药有云南白药、紫地宁血散、田七末、四黄散等。

5. 中医辨证论治

在患者病情趋向稳定的情况下，应发挥中医辨证治疗优势与特点，综合治疗。

（1）胃中积热。脘腹胀闷、嘈杂不适，甚则作痛，吐血色红或紫黯，常夹有食物残渣，口臭，大便色黑，舌质红，苔黄腻，脉滑数。

治宜清胃泻火、化瘀止血，方选泻心汤合十灰散加减。若胃气上逆而见恶心、呕吐者，可加代赭石、竹茹、旋覆花和胃降逆；若伤胃阴而表现口渴、舌红而干、脉象细数者，加沙参、麦冬、石斛、天花粉养胃生津。

（2）肝火犯胃。吐血色红或紫黯，口苦胁痛，心烦易怒，寐少梦多，舌质红绛，脉弦数。

治宜泻肝清胃、凉血止血，方选龙胆泻肝汤加减。若胁痛甚者，加郁金、香附理气活络止痛；若血热妄行，吐血量多，加水牛角、赤芍清热凉血止血。

（3）脾不统血。吐血黯淡，大便漆黑稀溏，面色苍白，头晕心悸，神疲乏力，纳少，舌淡红，苔薄白，脉细弱。

治宜益气健脾、养血止血，方选归脾汤加减。

（4）气随血脱。吐血倾盆盈满，大便溏黑甚则紫黯，面色苍白，大汗淋漓，四肢厥冷，眩晕心悸，烦躁口干，神志恍惚，昏迷，舌淡红，脉细数无力或脉微细。

治宜益气摄血、回阳固脱，方选独参汤或四味回阳饮加减。

（四）注意事项

须鉴别咯血与呕血；口、鼻、咽喉部出血，需仔细询问病史和进行局部检查；食物及药物引起的黑便，如动物血、炭粉、铁剂或铋剂等药物，详细询问病史可鉴别。确诊上消化道出血，应严密监测生命体征，如心率、血压、呼吸、尿量及神志变化；观察呕血与黑便、血便情况；定期复查血常规与血尿素氮；必要时行中心静脉压测定；对老年患者根据情况进行心电监护。

（蔡治刚）

十四、急性胰腺炎

（一）定义

急性胰腺炎（acute pancreatitis, AP）是一种以胰腺急性炎症和组织学上腺泡细胞破坏为特征的疾病，是常见消化系统急症之一，常常由局部发展累及全身器官及系统而成为重症急性胰腺炎（severe acute pancreatitis, SAP），可见胰腺水肿、坏死、出血或感染，伴有胰周液体积聚、包裹性坏死、胰外器官功能障碍或衰竭。AP全世界每年的发病率为13～45/10万，中国20年间发病率由0.19%上升至0.71%，80%～85%的患者为轻症，病程呈自限性，病死率小于1%～3%，但也有约20%的患者会发展为中度或重症胰腺炎，病死率可达13%～35%。

AP按病因可分胆源性、酒精性、高脂血症性、创伤性、药物性和妊娠胰腺炎等。根据器官功能衰竭的有无和持续时间、并发症情况而分为轻症（mild acute pancreatitis，MAP）、中重症（moderate severe acute pancreatitis，MSAP）和重症急性胰腺炎（severe acute pancreatitis，SAP）3 种。AP 属于中医"腹痛""脾心痛""胰瘅"范畴。

（二）诊断标准

1. 临床表现

（1）腹痛的发作：突然发作腹痛，30 分钟内疼痛达高峰；发病常与饱餐、酗酒有关。

（2）腹痛的性质：钝痛或锐痛，持久而剧烈。

（3）腹痛的位置：以上腹为多，其次为左上腹，可向背部、胸部、左侧腹部放射。

（4）腹痛的程度：通常难以耐受，持续 24 小时以上不缓解，部分患者呈蜷曲体位或前倾位可有所缓解。

（5）伴随症状：可伴恶心、呕吐、腹胀、黄疸、发热、神志改变，可以并发脓毒症、器官功能衰竭、腹腔内高压或腹腔间室综合征、胰性脑病。

2. 体格检查

轻型患者呈不剧烈的上腹部深压痛及轻度肌紧张。重型患者呈局限性腹膜炎或全腹腹膜炎表现，可有 Grey-Turner 征、Cullen 征。出现黄疸者多为胆源性胰腺炎。

3. 诊断思路

对腹痛而怀疑 AP 的患者：①明确有无 AP；②明确 AP 并发症、器官功能和内环境状态，动态判断疾病轻重，明确严重程度分型并进行预后判断；③明确有无胆道结石、感染、梗阻等胆源性因素以及引起 AP 的胰腺、胆道、十二指肠或壶腹周围肿瘤和高脂血症等其他病因；④明确患者有无合并症或基础疾病；⑤鉴别慢性胰腺炎。

4. 诊断标准

诊断 AP 需要至少符合以下 3 个标准中的两个。

（1）急性、持续性中上腹疼痛。

（2）胰腺炎的生化证据 [血清淀粉酶和（或）脂肪酶大于正常上限的 3 倍]。

（3）腹部影像学的典型表现（胰腺水肿 / 坏死或胰腺周围渗出积液）。

（三）治疗方案

1. 西医治疗

AP 治疗的任务：寻找并去除病因，控制炎症，防止重症，避免复发。

AP 的救治过程包括液体管理、镇痛镇静管理、抗生素使用、急诊 ERCP、营养支持、脏器功能支持、腹腔间室综合征管理、局部并发症处理、中医治疗等，每一阶段具体方案的制订需急诊科、ICU、消化科、外科、超声医学科、介入科、麻醉科、营养科、中医科、影像科、康复科等多学科紧密协作。

（1）基本处理。

1）动态观测与评估：一般可给予鼻导管、面罩给氧。观察内容包括血常规、尿常规、凝血常规测定，大便隐血、肾功能、肝功能测定，血糖、血钙测定，心电监护，血压监测，血气分析，血清电解质测定，胸部 X 线摄片，中心静脉压测定等。动态观察腹部体征和肠鸣音改变。记录 24 小时尿量及出入量变化。上述指标可根据患者具体病情做相应选择，根据 APACHEII 评分、Ranson 评分、BISAP 评分等指标判断 AP 的严重程度及预后。SAP 病情危重时，应入 ICU 治疗。

2）液体复苏：急性胰腺炎病初，大量炎症介质释放，血管扩张及炎性渗出导致循环血容量降低，进而组织器官灌注不足，组织缺氧。液体复苏旨在迅速纠正组织缺氧，是维持血容量及水、电解质平衡的重要措施，是急性胰腺炎病程最初 24 小时的关键治疗。

早期液体治疗可改善组织灌注，需在诊断急性胰腺炎后即刻进行。SAP 患者可采用目标导向的治疗模式，应反复评估血流动力学状态以指导液体滴注。《中国急性胰腺炎诊治指南（2021）》中推荐，确诊急性胰腺炎的患者应使用晶体液，乳酸林格液、生理盐水等晶体液可作为液体治疗的首选。开始时，推荐以 5～10 mL/（kg·h）的速度进行液体治疗，过程中应警惕液体负荷过重导致的组织水肿及器官功能障碍。目前，液体治疗成功的指标尚未统一，可参考早期目标导向治疗的复苏目标，包括尿量＞0.5 mL/（kg·h）、平均动脉压＞65 mmHg（1 mmHg = 0.133 kPa）、中心静脉压（8～12）mmHg、中心静脉血氧饱和度≥70%。另外，动脉血乳酸、血清尿素氮水平及血细胞比容的下降也提示复苏有效。对持续存在低血压的急性胰腺炎患者，可在液体复苏过程中或之后给予去甲肾上腺素提升血压。

3）胃肠功能维护：病初禁食，有助于缓解腹痛、腹胀，减少胰液分泌；腹胀、呕吐明显者，可给予胃肠减压；质子泵抑制剂预防上消化道出血。在患者腹痛减轻或消失、腹胀减轻或消失、肠道动力恢复或部分恢复时可以考虑开放饮食，开始以糖类为主，逐步过渡到低脂饮食，不以血清淀粉酶活性高低作为开放饮食的必要条件。

4）止痛治疗：疼痛是急性胰腺炎的主要症状，缓解疼痛是临床重要的治疗目标。明显疼痛的急性胰腺炎患者应在入院 24 小时内接受镇痛治疗。阿片类药物和非甾体抗炎药等均曾用于急性胰腺炎患者的镇痛治疗，但各种镇痛药物用于治疗急性胰腺炎有效性和安全性的证据有限，目前鲜见针对急性胰腺炎镇痛治疗的共识和指南。不推荐应用吗啡或胆碱能受体拮抗剂，如阿托品、山莨菪碱等，因前者会收缩 Oddi 括约肌，后者会诱发或加重肠麻痹。

（2）抑制胰腺分泌。常用药物如下。

1）生长抑素及类似物，具有多种内分泌活性：抑制胃酸分泌；抑制胰腺的外分泌，使胰液量、消化酶分泌减少；抑制生长激素、胰高血糖素、胆囊收缩素等多种激素的释放；降低门脉压和脾血流等。

在 AP 早期应用，能迅速控制病情、缓解临床症状、减少并发症、缩短住院时间、提高治愈率。奥曲肽 0.1 mg 皮下注射，6～8 小时

1 次；或生长抑素首剂 250 μg 缓慢静脉注射后按每小时 250 μg 的剂量持续静脉滴注。

2）H_2 受体拮抗剂或质子泵抑制剂：可通过抑制胃酸分泌而间接抑制胰腺分泌，还可以预防应激性溃疡的发生。可选用法莫替丁 20～40 mg，或奥美拉唑 40～80 mg 加入液体中静滴，或静脉注射，每天 1～2 次。

（3）蛋白酶抑制剂应用。蛋白酶抑制剂（乌司他丁、加贝酯、抑肽酶）能够广泛抑制与 AP 发展有关的胰蛋白酶、弹性蛋白酶、磷脂酶 A 等的释放和活性，还可稳定溶酶体膜，改善胰腺微循环，减少 AP 并发症，主张早期足量应用。

（4）预防和抗感染。

1）尽早恢复肠功能。在 MSAP 及 SAP 病程最初 72 小时内，适当的导泻有助于肠蠕动恢复，降低肠道细菌负荷，在肠黏膜屏障损伤的情况下，有望减轻门静脉的菌血症，避免后期坏死性胰腺炎感染。导泻可用芒硝、硫酸镁等分次口服，保持大便每天 1～2 次即可，导泻剂不宜过度使用。在肠蠕动恢复期间，同时口服诺氟沙星等抗生素 3～4 天，继之口服益生菌，也有助于减少胰腺感染、修复肠黏膜屏障及降低死亡率。

2）早期肠内营养。MASP 及 SAP 时，修复受损的肠黏膜屏障需要早期肠内营养，它能显著下调 AP 患者死亡率、感染率和 MODS 发生率。进食时机与肠道炎症控制程度有关，一般在没有呕吐、肠道通畅时，即可考虑。肠道功能恢复顺利时，MAP 患者可在病程的 3～4 天开始试餐，SAP 患者一般需要治疗 6～7 天，从少量碳水化合物开始试餐。经口摄入预消化的营养剂，多数患者依从性好。可从口服 5% 葡萄糖盐水开始，逐渐给予易消化的谷类食物及预消化的要素营养剂，逐步恢复正常进食。《中国急性胰腺炎诊治指南（2021）》中推荐，在胃肠功能耐受的情况下，应尽早开展经口或肠内营养；对于不能经口进食的急性胰腺炎患者，肠内营养效果优于肠外营养。

进行肠内营养时，应注意患者的腹痛、肠麻痹、腹部压痛等胰腺炎症状和体征是否加重，并定期复查电解质、血脂、血糖、总胆红素、血清白蛋白水平、血常规及肾功能等，以评价机体代谢状况，调整肠内营养的剂量。可先采用短肽类制剂，再逐渐过渡到整蛋白类制剂，要根据患者血脂、血糖的情况进行肠内营养剂型的选择。

3）抗生素的应用。对于非胆源性 AP 不推荐预防使用抗生素。对于胆源性 MAP 或伴有感染的 MSAP 和 SAP 应常规使用抗生素。胰腺感染的致病菌主要为革兰阴性菌和厌氧菌等肠道常驻菌。

对于感染性坏死的患者，应选择可穿透坏死胰腺的抗生素，抗菌谱应覆盖需氧和厌氧革兰阴性和革兰阳性菌。喹诺酮类和碳青霉烯类药物具有良好的胰腺组织渗透性，可以覆盖厌氧菌。由于高耐药率，喹诺酮类一般仅用于对 β- 内酰胺类药物过敏的患者，碳青霉烯类药物仅用于危重患者。三代头孢菌素对胰腺组织有中度渗透作用。哌拉西林 / 他唑巴坦对革兰阳性菌和厌氧菌有效。

要注意真菌感染的诊断，临床上无法用细菌感染来解释发热等表现时，应考虑到真菌感染的可能，可经验性应用抗真菌药，同时进行血液或体液真菌培养。

4）避免早期手术 。早期清理胰腺坏死的手术将增加死亡率，应避免。如果胰腺局部并发症没有感染证据、没有导致消化道梗阻，尽可能通过器官支持、抗炎等药物治疗，使炎性渗出逐渐自行吸收，胰管内瘘自行修复。过早的微创引流及手术干预，将增加感染机会。

5）胰腺感染用药。首选亚胺培南或美罗培南，抗菌感染治疗一般需要 2 周左右，疗程中可降阶梯使用头孢类联合抗厌氧菌的甲硝唑或喹诺酮类。如疑有真菌感染，可经验性应用抗真菌药。

（5）连续性血液净化：当患者出现急性肾功能不全时，连续性血液净化通过选择或非选择性吸附剂的作用，清除体内有害的代谢产物或外源性毒物，达到净化血液目的。SAP 早期使用，有助于清除部分炎症介质，有利于患者肺、肾、脑等重要器官功能改善和恢复，避免疾病进一步恶化。

（6）胆源性胰腺炎的内镜治疗。对于怀疑已经证实的胆源性

AP 患者，如果符合重症指标和（或）有胆管炎、黄疸、胆总管扩张，或最初判断是 MAP 但在治疗中病情恶化者，应行鼻胆管引流或内镜下十二指肠乳头括约肌切开术（EST）。

胆源性 SAP 发病的 48 ～ 72 小时为行内镜逆行胰胆管造影（ERCP）最佳时机，而胆源性 MAP 于住院期间均可行 ERCP 治疗。在胆源性 AP 恢复后应该尽早行胆囊切除术，以防再次发生 AP。

（7）高甘油三酯血症性急性胰腺炎的早期治疗。与其他原因引起的急性胰腺炎相比，高甘油三酯血症性急性胰腺炎的临床表现更严重。急性胰腺炎合并静脉乳糜状血或血甘油三酯＞ 11.3 mmol/L 可明确诊断。除急性胰腺炎的常规治疗外，针对高甘油三酯血症性急性胰腺炎的早期治疗应包括禁食水≥ 24 小时后的饮食调节，使用降血脂药物及其他辅助降脂手段［小剂量低分子量肝素、胰岛素、血脂吸附和（或）血浆置换］实现血脂的控制。目前，推荐尽快将甘油三酯水平降至 5.65 mmol/L 以下。

（8）并发症处理。

1）腹腔间室综合征（ACS）的早期处理：SAP 患者可合并 ACS，当腹内压＞ 20 mmHg 时，常伴有新发器官功能障碍，是急性胰腺炎患者死亡的重要原因之一。ACS 的治疗原则是及时采用有效的措施降低腹内压，包括增加腹壁顺应性，如使用镇痛药、镇静药、肌松药等；清除胃肠内容物，如采用胃肠减压、灌肠、使用促胃肠动力药等方式；避免过量液体滴注，并引流腹腔或腹膜后积液等，如经皮穿刺引流（PCD）。不建议在急性胰腺炎早期将 ACS 作为开腹手术的指征。

2）胰腺和胰周坏死组织继发感染、胰腺脓肿：通常发生在 AP 病程的 2 周后，少部分患者可在发病后 1 周即出现明显的感染表现。继发感染的临床表现有：①体温＞ 38.5℃；②腹膜炎体征明显，腹膜刺激征范围超过腹部两个象限；若腹膜后间隙有感染，可表现为腰部明显压痛，甚至可出现腰部丰满、皮肤发红或凹陷性水肿；③高度怀疑胰腺感染而证据不足时，可在 CT 引导下行胰腺或胰周穿刺，抽取物涂片查细菌或培养，若为阳性则有诊断价值。在充分抗生素治疗后，脓肿不能吸收，可行腹腔引流或灌洗，如果仍不能控制感染，应施行坏死组织清除和引流手术。

3）出现需手术处理的并发症：胰腺周围的血管常常因胰酶的"自体消化"作用，或感染坏死组织的腐蚀而致出血，有时出血量很大，危及患者生命。一旦发生大出血，应刻不容缓地施行手术止血，以挽救患者生命。此外，肠瘘也是常见并发症。这种并发症必将带来腹腔内的严重感染和全身中毒，应及时发现，尽早手术。SAP 导致的腹腔间室综合征，多数可通过对因、抗炎、器官支持治疗等逐渐缓解，极少患者需要开腹减压手术。

4）胰腺假性囊肿：直径小于 4 cm 的囊肿几乎均可自行吸收，大于 6 cm 者或多发囊肿则自行吸收的机会较小，在观察 6 ～ 8 个月后，若无缩小和吸收的趋势，会出现：囊肿导致消化道梗阻；伴有感染，可考虑引流，其方式包括经皮穿刺引流、内镜引流、外科引流。

2. 中医治疗

AP 临床表现复杂多样，早期和后期各不相同，中医证候多样，治疗选方复杂多变，一方一药不能解决全部问题。其病性以里、实、热证为主，病位在脾、胃、肝、胆、肠，涉及心、肺、肾、脑；以气郁、湿热、瘀血、食滞蕴结中焦而脾胃升降失司，肝失疏泄、胃失和降为基本病机。注重器官功能状态和局部并发症，强调早期通泻不可一味苦寒、活血化瘀贯穿始终、时时顾护阴液。中医的证型确定为，主症 2 项加次症 1 ～ 2 项即可诊断。症状不明显者，参考舌脉象和理化检查。

（1）中医辨证治疗。

1）早期。

肝郁气滞证。

主症：①右中上腹痛；②两胁胀痛，矢气则舒。

次症：①抑郁易怒，善太息；②恶心呕吐；③嗳气呃逆；④大便不畅。

舌脉：舌淡红，苔薄白或薄黄；脉弦紧或弦数，左关脉明显。

治则：疏肝理气。

方药：柴胡疏肝散（《景岳全书》）合清胰汤加减，药用醋柴胡、枳壳、泽泻、川芎、陈皮、法半夏、厚朴、郁金、丹参、白芍、大黄、生甘草等。

肝胆湿热证。

主症：①胁肋胀痛；②口苦泛恶。

次症：①身目发黄；②大便不调；③小便短黄；④乏力纳差。

舌脉：舌质红，苔黄腻或薄黄，脉弦数或弦滑数，左关脉为主。

治则：清利肝胆湿热。

方药：茵陈蒿汤（《伤寒论》）合龙胆泻肝汤（《医方集解》）或清胰汤加减。药用茵陈、龙胆草、大黄（后下）、栀子、柴胡、枳实、木香（后下）、黄连、延胡索、黄芩、车前子、通草、生地黄、当归。并发黄疸时可从阴黄、阳黄辨证论治。

结胸里实证。

主症：①胸胁及上腹硬满、疼痛拒按；②胸胁苦满。

次症：①寒热往来；②心烦喜呕；③小便短赤涩痛；④大便秘结。

舌脉：舌红苔黄腻或黄厚而燥，脉滑数或沉紧、沉数有力。

治法：通里攻下，理气活血。

方药：清胰汤合大陷胸汤（《伤寒论》）加减。药用柴胡、黄芩、枳实、厚朴、丹皮、元胡、川楝、生大黄、芒硝（冲服）、甘遂末等。

瘀热（毒）互结证。

主症：①腹部刺痛拒按，痛处不移；②出血，皮肤青紫瘀斑。

次症：①发热夜甚；②小便短赤；③大便燥结；④腹部可扪及包块。

舌脉：舌质红或有瘀斑；脉弦数或涩。

治法：清热泻火，祛瘀通腑。

方药：泻心汤（《伤寒论》）或大黄牡丹皮汤（《金匮要略》）合膈下逐瘀汤（《医林改错》）加减。药用大黄、黄连、黄芩、当归、川芎、桃仁、红花、赤芍、延胡索、生地黄、丹参、厚朴、炒五灵脂、牡丹皮、芒硝（冲）。毒热重者酌情加用黄连解毒汤、犀角地黄汤、清胰解毒汤、安宫牛黄丸。AP 病程中常常因炎症反应或继发感染而发热，后期残余感染或积液等导致正虚邪恋证而发热，需要顾护阳气而不得专事清热解毒。

内闭外脱证。

主症：①寒战发热，烦渴多汗；②呼吸喘促，烦躁不宁。

次症：①恶心呕吐；②神志不清；③二便不通；④皮肤花斑。

舌脉：舌质干绛，苔灰黑而燥，或苍老无苔；脉沉细而弱，或细数。

治法：通腑逐瘀，回阳救逆。

方药：小承气汤（《伤寒论》）合四逆汤（《伤寒论》）加减。药用生大黄（后下）、厚朴、枳实、熟附子、干姜、甘草、葛根、赤芍、红花、生晒参（另炖）。并发神志改变等胰性脑病时，进行相应辨证论治。

2）后期。

脾气虚证。

主症：①腹胀纳差；②少气懒言；③神疲乏力。

次症：①恶心呕吐；②呕吐清水；③大便稀溏；④面色萎黄或晄白。

舌脉：舌淡红，苔薄白；脉沉弱，右关弱而无力，或双寸沉弱无力，尺脉不弱者。

治法：益气健脾。

方药：《内外伤辨惑论》补中益气汤加减。药用黄芪、炙甘草、人参、当归、橘皮、升麻、柴胡、白术、丹参等；中焦阳虚明显可加理中汤；脾虚湿盛者可予参苓白术散（《太平惠民和剂局方》）加减。

气阴两伤证。

主症：①少气懒言；②潮热盗汗。

次症：①短气自汗；②口干舌燥；③五心烦热；④食欲不振。

舌脉：舌淡或舌红少苔，左脉细，或双寸脉细或细数。

治法：益气养阴。

方药：生脉散（《内外伤辨惑论》）与益胃汤（《温病条辨》）加减，药用人参、麦冬、五味子、生地、玄参、玉竹、北沙参等。

中焦虚寒、肝脾不和证。

主症：①腹部拘急疼痛；②喜温喜按；

次症：①心悸虚烦；②虚怯少气；③面色无华；④乏力纳差。

舌脉：舌淡或舌红少苔，左脉细，或寸脉微弱而涩，尺脉紧弦；或石脉沉弱，左脉细弦而紧。

治法：温中补虚，和里缓急。

方药：小建中汤（《伤寒论》）加减。药用饴糖、桂枝、芍药、生姜、大枣、炙甘草、丹参等。

寒热错杂痞满证。

主症：①心下痞满不痛；②呕吐下利。

次症：①口干口苦；②纳差；③少气懒言；④呃气频频。

舌脉：舌淡，舌苔黄白相间或黄厚腻、干，右关轻取浮滑，沉取无力。

治法：寒热平调，消痞散结。

方药：半夏泻心汤（《伤寒论》）加减。药用半夏、黄连、黄芩、干姜、甘草、大枣、人参、丹参等。

瘀血阻滞证。

主症：①腹部包块；②影像学发现腹腔积液、假性囊肿、包裹性坏死。

次症：①口干不欲饮；②局部刺痛；③局部压痛；④皮下瘀斑。

舌脉：舌淡黯、紫黯，苔薄白或黄白，脉沉弦或涩。

治法：活血化瘀，行气止痛。

方药：血府逐瘀汤（《医林改错》）加减。药用桃仁、红花、当归、生地黄、牛膝、川芎、桔梗、赤芍、枳壳、甘草、柴胡。若瘀血阻滞于左侧腹，可予桂枝茯苓丸（《金匮要略》）加减；瘀血阻滞于小腹，可予桃核承气汤（《伤寒论》）加减；瘀血阻滞于右侧腹，可予奔豚汤（《金匮要略》）加减；瘀血水湿阻滞于脐周者，可予当归芍药散（《金匮要略》）加减。

（2）中成药治疗。

1）香砂六君子丸：木香、砂仁、陈皮、制半夏、党参、白术、茯苓、炙甘草。具有益气健脾、理气和胃之功，用于脾虚气滞的治疗。

2）理中丸：人参、白术、干姜、甘草。具有温中散寒、健脾和胃之功，用于脾胃虚寒，呕吐泄泻，胸满腹痛及消化不良见上述证候者。

3）桂枝茯苓丸：桂枝，茯苓，牡丹皮，赤芍，桃仁。具有活血、化瘀、消癥之功，用于血瘀证，瘀血积液集聚阻滞于左侧者。

4）血府逐瘀口服液（片）：桃仁、红花、当归、川芎、地黄、赤芍、牛膝、柴胡、枳壳、桔梗、甘草。具有活血化瘀，行气止痛之功，用于瘀血内阻证。

5）康复新液：成分为美洲大蠊干燥虫体提取物。具有通利血脉，养阴生肌之功。外用或内服用于瘀血阻滞证，术后伤口愈合、溃疡出血等情况。

6）复方谷氨酰胺胶囊：成分为 L-谷氨酰胺、白术、茯苓、甘草。具有健脾益气之功，用于 AP 后肠道功能紊乱、促进肠道功能的恢复、改善食欲。

（3）中医特色治疗。包括中药外敷、针刺疗法；腹部推拿疗法；穴位贴敷疗法；穴位注射疗法；按压疗法；灸法；穴位埋线疗法等。

1）中药膏剂外敷：选择六合丹或自制活血止痛膏剂，根据积液、囊肿或包裹性坏死在腹腔的位置、腹腔间室综合征的分型，外敷在相应部位。

2）芒硝外敷：选择精制细颗粒芒硝，棉布包装，根据腹腔积液和胰腺及其周围组织水肿的范围、部位，外敷在相应部位。

3）针刺治疗：取足三里、三阴交、阳陵泉、内关、支沟、合谷穴，以 1.5 寸毫针刺入。根据辨证论治结果进行穴位加减，采用不同补泻手法，结合电针。每次取 6～12 个穴位，留针 30 分钟，每天 1～2

次，治疗 1～3 周。

4）穴位注射：选取双侧足三里穴，心率＞100 次 / 分，无心脏病病史和前列腺肥大者，注射新斯的明每次 1 ml；有上述病史者，甲氧氯普胺每次 10 mg，每天 2～3 次，疗程 3～7 天，视胃肠动力和大便情况决定使用频次并停用。

（四）注意事项

（1）约 1/5 的急性胰腺炎患者会进展为复发性急性胰腺炎，其特征为具有 2 次或 2 次以上的急性胰腺炎发作史，且两次发病间隔至少 3 个月。针对病因的治疗有助于预防急性胰腺炎复发；胆囊切除术有助于预防胆源性胰腺炎反复发作，胆源性胰腺炎合并胆囊结石的患者，推荐尽早行胆囊切除术；对高甘油三酯血症患者，通过低脂饮食和减重后血脂控制仍不佳者，需要口服降脂药物治疗；戒酒是酒精性急性胰腺炎的重要治疗方式，即便是入院后短期戒酒对预防酒精性急性胰腺炎反复发作也有作用。

（2）急性胰腺炎患者的随访：研究结果表明，急性胰腺炎患者 1 年内胰腺外分泌功能不全的发生率为 61%～85%，部分患者的外分泌功能不全会持续 6～18 个月；约 1/3 的患者会出现胰腺内分泌功能不全，约 40% 的患者会在急性胰腺炎后出现糖尿病或糖尿病前驱表现。因此，急性胰腺炎患者康复后均需进行规律随访。MAP 患者随访至出院后 6 个月，MSAP 及 SAP 患者至少持续至出院后 18 个月。每 6 个月对胰腺功能进行评估，并注意是否出现远期并发症及病因（如胆结石、高甘油三酯血症）是否去除。

（3）积极治疗胆、胰疾病，适度饮酒及进食，部分患者需严格禁酒。

（于潇杰）

十五、急性肾功能衰竭

（一）定义

急性肾功能损伤（acute renal injury，AKI），原名急性肾衰

竭（acuterenal failure，ARF）。2012 年改善全球肾脏病预后组织
（KDIGO）AKI 临床实践指南提出 AKI 的定义：48 小时内血清肌
酐上升 ≥ 0.3 mg/dL（26.5 µmol/L）；或血清肌酐增高至≥基础值的
1.5 倍，且明确或经推断发生在 7 天之内；或持续 6 小时尿量＜
0.5 mL/（kg·h），并进行分期。

中医文献中并没有"急性肾损伤"的病名，AKI 的主要临床表
现为水肿、少尿、无尿等，多归属于中医学"癃闭""关格"等
病的范畴。

（二）诊断标准

1. 西医诊断标准

2012 年 KDIGO 指南定义的 AKI 诊断标准是：48 小时内血清
肌酐（Scr）增高≥ 26.5 µmol/L；或血清肌酐（Scr）增高至≥基础
值的 1.5 倍，且明确或经推断其发生在之前 7 天之内；或持续 6 小
时尿量＜ 0.5 mL/（kg·h），并分为 3 期，见表 2-12。

表 2-12 AKI 的诊断标准

分期	血清肌酐（µmol/L）	尿量（mL）
1 期	基线值的 1.5 ～ 1.9 倍或增加≥ 26.5 µmol/L	＜ 0.5 mL/（kg·h），6 ～ 12 小时
2 期	基线值的 2.0 ～ 2.9 倍	＜ 0.5 mL/（kg·h），≥ 12 小时
3 期	基线值的 3.0 倍或≥ 353.6 µmol/L 或开始肾脏替代治疗或＜ 18 岁肾小球滤过率下降至＜ 35 mL/（min·1.73 m²）	＜ 0.3 mL/（kg·h），≥ 24 小时 或无尿≥ 12 小时

2. 临床表现

（1）尿量减少。发病后数小时或数日出现少尿或无尿。无尿
通常提示完全尿路梗阻，但也可见于严重的肾前性或肾性 AKI。但

非少尿型患者，尿量可正常甚至偏多。

（2）氮质血症。AKI 时，摄入蛋白质的代谢产物不能经肾脏排泄而潴留在体内，可产生中毒症状，即尿毒症。BUN 每天上升 > 8.93 mmol/L（25 mg/dL）者，称为高分解代谢，少尿型 AKI 患者通常有高分解代谢。当然，BUN 升高并非都是高分解代谢，蛋白质摄入过多、热量供应不足、胃肠道大出血、血肿等积血被吸收后，也会出现氮质血症。

（3）液体平衡紊乱。由于盐和水排出减少致水钠潴留，常常导致全身水肿、脑水肿、肺水肿及心力衰竭、血压增高和低钠血症。大量输液，特别是输注低张液体，以及未限制入水量，也是容量负荷过重、低钠血症的原因。

（4）电解质紊乱。

1）高钾血症：是急性肾小管坏死最严重的并发症之一，也是少尿期的首位死因。引起高钾血症的原因如下：①肾脏排出减少；②并发感染、溶血及大量组织破坏，钾离子由细胞内释放入细胞外；③酸中毒致使氢钾交换增加，钾离子由细胞内转移到细胞外；④摄入富含钾的食物、使用保钾利尿剂或输注库存血，均可加重高钾血症。高钾血症可以出现神经肌肉系统的异常，如感觉异常、反射功能低下和上行性迟缓性呼吸肌麻痹，以及室性心动过缓等心律失常表现，严重时出现心室纤颤或停搏。高钾血症心电图表现：血钾在 5.5 ～ 6.5 mmol/L 时，心电图表现为 T 波高尖、Q-T 间期延长；血钾 6.6 ～ 7.5 mmol/L 时，QRS 综合波变宽，且与 T 波融合，P 波振幅降低、P-R 间期延长，房室结传导减慢。

2）低钠血症：主要是由于摄入水液过多所致的稀释性低钠血症。此外，恶心、呕吐等胃肠道失钠，以及使用大剂量呋塞米治疗，也可出现失钠性低钠血症。因血渗透压降低，导致水向细胞内渗透，出现细胞水肿，严重者可表现为脑水肿。

3）低钙高磷：转移性磷酸钙盐沉积，可导致低血钙。由于 GFR 降低，导致磷潴留，骨组织对甲状旁腺激素抵抗和活性维生素 D_3 水平降低，低钙血症极易发生。患者可出现低钙血症的症状，表现为口周感觉异常、肌肉抽搐、癫痫发作，出现幻觉和昏睡等。在高分解代谢或伴大量细胞坏死者（如横纹肌溶解）高磷血症可能更明显。

（5）酸中毒。正常蛋白质饮食可每日代谢产生挥发性固定酸 50～100 mmol（主要是硫酸和磷酸），通过肾脏排泄而保持酸碱平衡。急性肾小管坏死时，肾脏不能排出固定酸，是引起代谢性酸中毒的主要原因。临床表现为深大呼吸，血 pH、碳酸氢根（HCO_3^-）和二氧化碳结合力（CO_2-CP）降低。由于硫酸根和磷酸根潴留，常伴阴离子间隙升高。酸中毒对代谢和血流动力学可产生一系列不良影响。例如，严重的酸中毒可抑制心肌收缩力，进一步加重低血压，导致胰岛素抵抗，碳水化合物利用不良，蛋白质分解增加。输注碳酸氢钠不能纠正的严重酸中毒，应立即行肾脏替代治疗。

（6）消化系统表现。主要表现为厌食、恶心、呕吐、腹泻、呃逆，约 25% 的急性肾小管坏死患者并发消化道出血，多由胃黏膜糜烂或应激性溃疡引起。因为肾淀粉酶排出减少，血淀粉酶升高，一般不超过正常值的 2 倍。

（7）呼吸系统表现。可有呼吸困难、咳嗽、咳粉红色泡沫痰、胸闷等，与液体潴留、肺水肿、心力衰竭有关。

（8）循环系统表现。可有充血性心力衰竭、心律失常、心包炎和高血压等。容量超负荷、氮质血症、高钾血症、贫血和酸中毒等因素，是引起心肌抑制、心力衰竭的原因。

（9）神经系统表现。可有昏睡、精神错乱、激动等精神症状，以及肌阵挛、反射亢进、不安腿综合征、癫痫发作等。其发病机制与毒素潴留，水、电解质失调及酸碱平衡失调有关。

3. 中医诊断要点

本病中医辨证要点，首先要辨别病之虚实。实证当辨湿热、瘀血、肺热、肝郁之偏盛；虚证当辨脾肾虚衰之不同、阴阳亏虚之差别。其次要了解本病病情之急、病势之重。

（三）治疗方案

1. 西医治疗

（1）去除诱因如控制感染、纠正容量不足、停用肾毒性药

177

物等。

（2）对症支持治疗。

1）营养治疗：不仅要考虑 AKI 及基础疾病引起的代谢紊乱，还要考虑所应用的治疗模式。首选胃肠道营养，全肠外营养可作为胃肠道营养补充或应用于胃肠道无功能的情况。各期 AKI 患者总热量摄入应为 83.7～125.6 kJ/（kg·d）［20～30 kcal/（kg·d）］。非高代谢、不需透析的患者摄入蛋白质 0.8～1.0 g/（kg·d），行肾脏替代（RRT）治疗患者为 1.0～1.5 g/（kg·d）；存在高代谢或接受连续性肾脏替代治疗（CRRT）的患者，蛋白摄入最多可达 1.7 g/（kg·d），不应为避免或延迟开始 RRT 而限制蛋白质摄入。血糖可用胰岛素控制在 6.11～8.27 mmol/L。根据需要补充微量元素和水溶性维生素。

2）药物治疗：尚缺乏有效的药物治疗 AKI。

3）肾脏替代治疗：开始 RRT 时机，单纯 AKI 患者达到 AKI 3 期；重症 AKI 患者达到 AKI 2 期。对脓毒症、急性胰腺炎、MODS、ARDS 等危重患者应及早开始 RRT 治疗。如果导致 AKI 的基础病改善或者肾功能有恢复的早期迹象可暂缓 RRT 治疗

2. 中医治疗

（1）治疗原则。本病的治疗，应根据"六腑以通为用"的原则，着眼于通，即通利小便。早期以实证居多，宜清湿热、散瘀结、利气机而通利水道；后期以脏腑亏虚、气血两虚居多，故当根据本病本虚标实的具体情况，灵活立法。攻邪以清热利湿、化瘀利水等法为主；补虚以益气养血、调补脾肾为要。运用攻伐之药不宜过度，以防伤正；调补脏腑气血应把握时机，以防留邪为患。攻补适宜，方可收效。

（2）辨证施治。

1）热毒炽盛。

临床表现：尿少或尿闭，尿痛灼热，口渴，高热谵语，狂躁，干呕，腰痛，舌质红，苔黄焦或芒刺，脉洪数。

治法：清热解毒。

方药：连翘白虎汤。

2）膀胱湿热。

临床表现：小便点滴不通，或量少而短赤灼热，小腹胀满，口苦口黏，或口渴不欲饮，或大便不畅，苔根黄腻，舌质红，脉数。

治法：清热利湿，通利小便。

方药：八正散加减。

3）血瘀水停。

临床表现：小便短涩，尿血尿痛，鼻衄，咯血，便血，皮肤紫癜，身热夜甚，躁扰发狂，舌黯红，脉涩或细数。

治法：行血散结。

方药：桃红四物汤。

4）气阴虚竭。

临床表现：尿少滴沥，排出无力，面色晦黯，气息欲绝，精神疲惫，汗出黏冷，肢冷畏寒，舌淡苔白，脉细弱。

治法：益气固脱，敛阴生津。

方药：生脉散。

5）脾气不升。

临床表现：时欲小便而不得出，或量少而不爽利，气短，语声低微，小腹坠胀，精神疲乏，食欲不振，舌质淡，脉弱。

治法：益气健脾，升清降浊，化气利尿。

方药：补中益气汤合春泽汤加减。

6）肾阳衰惫。

临床表现：小便不通或点滴不爽，排出无力，面色㿠白，神气怯弱，畏寒怕冷，腰膝冷而酸软无力，舌淡，苔薄白，脉沉细而弱。

治法：温补肾阳，化气利尿。

方药：济生肾气丸加减。

7）尿道阻塞。

临床表现：小便点滴而下或尿细如线，甚则阻塞不通，小腹胀满疼痛，舌质紫黯或有瘀点，脉细涩。

治法： 行瘀散结，通利水道。

方药： 代抵当丸加减。

（四）注意事项

AKI 发病率及死亡率居高不下，预防极为重要。积极治疗原发病，及时去除 AKI 发病诱因，纠正发病危险因素，是 AKI 预防的关键。AKI 防治应遵循分期处理原则：高危患者即将或已受到 AKI 发病病因打击时，应酌情采取针对性预防措施，包括及时纠正肾前性因素，维持血流动力学稳定等。出血性休克扩容首选补充等张晶体溶液，血管源性休克在扩容同时适当使用缩血管药物，腹腔间室综合征患者及时纠正腹腔内高压。全面评估高危患者暴露于肾毒性药物或诊断、治疗性操作的必要性，尽量避免使用肾毒性药物。必须使用时，应注意调整剂型、剂量、用法等以降低药物肾毒性，并密切监测肾功能。

（韩文兵）

十六、急性缺血性脑血管病

（一）定义

缺血性脑卒中又称脑梗死，是各种原因导致脑动脉血流中断，局部脑组织缺氧、缺血性坏死而出现相应神经功能缺损。

（二）临床表现

（1）动脉粥样硬化型脑梗死多见于中老年。常在安静或睡眠中发病，部分病例有 TIA 前驱症状如肢体麻木、无力等，局灶性体征多在发病十余小时或 1～2 日达到高峰，临床表现取决于梗死灶的大小和部位，以及侧支循环和血管变异。患者一般意识清楚，当发生基底动脉血栓或大面积脑梗死时，可出现意识障碍，甚至危及生命。

（2）心源性脑栓塞可发生于任何年龄，风湿性心脏病引起的脑栓塞以青年女性为多，非瓣膜性心房颤动、急性心肌梗死引起的脑栓塞以中老年为多，典型的脑栓塞多在活动中急骤发病，无前驱症状，局灶性神经功能缺损体征在数秒至数分钟即达到高峰。心源性脑栓塞容易复发和出血。病情波动较大，病初严重，主干动脉阻塞或继发血管痉挛时，可在发病早期出现意识障碍，但因为血管的再通，部分病例临床症状可迅速缓解；有时因并发出血，临床症状急剧恶化；有时因栓塞再发，稳定或一度好转的局灶性体征可再次加重。发病时出现头痛或癫痫发作相对多见。

动脉粥样硬化型脑梗死及心源性脑栓塞，不同脑血管闭塞的临床特点，见表2-13。

（3）小动脉闭塞型脑梗死，也称为腔隙性缺血性脑卒中。多见于中老年患者，男性多于女性。本病首次发病的平均年龄约为65岁，随着年龄增长发病逐渐增多。半数以上的病例有高血压病史，突然或逐渐起病，出现偏瘫或偏身感觉障碍等局灶症状。通常症状较轻，体征单一，预后较好，一般无头痛、颅内压增高和意识障碍等表现。Fisher将腔隙性脑梗死归类为21种综合征，其中常见的4种：①纯运动性轻偏瘫；②构音障碍—手笨拙综合征；③纯感觉性卒中；④共济失调性轻偏瘫。

（三）诊断标准与诊断流程

1. 诊断标准

参照中华医学会神经病学分会制定的《中国急性缺血性脑卒中诊治指南2018》中急性缺血性脑卒中的诊断标准。

（1）急性起病。

（2）局灶神经功能缺损（一侧面部或肢体无力或麻木，语言障碍等），少数为全面神经功能缺损。

（3）影像学出现责任病灶或症状/体征持续24小时以上。

（4）排除非血管性病因。

（5）脑CT/MRI排除脑出血。

2. 诊断流程

应包括如下5个步骤。

第一步，是否为脑卒中？排除非血管性疾病。中年，急性起病，症状及体征，某一动脉供血区功能损伤解释，考虑脑卒中。

表2-13 不同脑血管闭塞的临床特点

		主干闭塞	三偏征、失语、体象障碍
颈内动脉系统	大脑中动脉闭塞	深穿支闭塞	三偏征、失语
		皮质支闭塞	偏瘫及偏身感觉障碍，以面部和上肢为主。可伴失语（优势半球），意识水平一般不受影响
	大脑前动脉闭塞	前交通动脉前主干	双下肢截瘫，二便失禁，失语，额叶人格改变
		前交通动脉、后大脑前动脉远端闭塞	对侧足和下肢感觉运动障碍，上肢和肩部瘫痪较轻。可以出现尿失禁，淡漠，反应迟钝，欣快
		皮质支	对侧（中枢性）下肢瘫，可伴感觉障碍
		深穿支	对侧中枢性面舌瘫痪，上肢近端轻瘫
	大脑后动脉	单侧皮质闭塞	对侧同向性偏盲，黄斑区视力不受累。命名性失语，失读，失认（优势半球）
		双侧皮质支闭塞	完全性皮质盲。有时伴不成形的幻觉，记忆受累，不能识别熟悉面孔
		大脑后动脉起始段即脑间闭塞	①旁正中动脉综合征（WEBER综合征）：同侧动眼神经麻痹，对侧中枢性偏瘫。②Claude综合征：同侧动眼神经麻痹，对侧上下肢共济失调。③Benedikt综合征：同侧动眼神经麻痹
		深穿支闭塞	①红核丘脑综合征：病灶侧舞蹈样不自主运动，意向性震颤，小脑性共济失调和对侧偏身感觉障碍。②丘脑综合征：对侧深感觉障碍，自发性疼痛，感觉过度，轻偏瘫，共济失调，手部经挛和舞蹈—手足徐动症

续表

椎—基底动脉系统	椎动脉		眩晕、恶心、呕吐（前庭神经核）。交叉性感觉障碍。同侧 Horner 征：瞳孔缩小，眼睑下垂，眼裂狭小，眼球内陷，患侧额部无汗。吞咽障碍，构音障碍，患侧额部无汗。同侧小脑性共济失调
	基底动脉	主干闭塞	眩晕、恶心、呕吐，眼球震颤，复视，构音障碍，吞咽困难及共济失调，延髓性麻痹，四肢瘫，昏迷，中枢性高热，应激性溃疡
		分支闭塞	脑桥前下部综合征：Millard-Guber syndrome（小脑下前动脉闭塞），同侧面神经核展神经麻痹，对侧偏瘫。Foville syndrome（基底动脉的旁正中支闭塞），两眼不能向病灶侧同向性运动，病灶侧面神经和展神经麻痹，对侧偏瘫。对侧偏身感觉障碍，对侧偏瘫。闭锁综合征（脑桥基底部双侧梗塞）：双侧面瘫、球麻痹、四肢瘫、不能讲话。意识清楚。随意睁闭眼。基底动脉尖综合征：眼球运动障碍、瞳孔异常、觉醒和行为障碍，可伴记忆丧失，对侧偏盲或皮质盲，少数患者可出现大脑脚幻觉，CT 及 MRI 见双侧丘脑，枕叶、颞叶和中脑病灶可确诊

183

第二步，是否为缺血性脑卒中？进行脑 CT/MRI 检查排除出血性脑卒中。明确缺血或出血，CT 或 MRI 发现责任脑梗灶，确诊。当缺乏影像学责任病灶，症状体征持续 24 小时以上，也可诊断。

第三步，卒中严重程度？采用神经功能评价量表评估神经功能缺损程度。

第四步，能否进行溶栓治疗？是否进行血管内机械取栓治疗？核对适应证和禁忌证。

第五步，结合病史、实验室检查、脑病变和血管病变等资料进行病因分型（多采用 TOAST 分型）。

（四）治疗方案

1. 西医治疗

（1）一般处理。

1）呼吸与吸氧。必要时吸氧，应维持氧饱和度＞94%。气道功能严重障碍者应给予气道支持（气管插管或切开）及辅助呼吸。无低氧血症的患者不需常规吸氧。

2）心脏监测与心脏病变处理。脑梗死后 24 小时内应常规进行心电图检查，根据病情，有条件时进行持续心电监护 24 小时或以上，以便早期发现阵发性心房纤颤或严重心律失常等心脏病变。避免或慎用增加心脏负担的药物。

3）体温控制。对体温升高的患者应寻找和处理发热原因，如存在感染应给予抗感染治疗。对体温＞38℃的患者应给予退热处理。

4）血压控制。①高血压：约 70% 缺血性卒中患者急性期血压升高，原因主要包括：病前存在高血压、疼痛、恶心、呕吐、焦虑、躁动等。多数患者在卒中后 24 小时内血压自发降低。病情稳定而无颅内压升高或其他严重并发症患者，24 小时后血压水平基本可反映其病前水平。对收缩压 ≥ 200 mmHg 或舒张压 ≥ 110 mmHg、未接受静脉溶栓及血管内治疗、不需要紧急降压处理的严重合并症的患者，可在发病后 24 小时内将血压降低。缺血性脑卒中后 24

小时内血压升高的患者应谨慎处理。应先处理紧张焦虑、疼痛、恶心、呕吐及颅内压升高等情况。血压持续升高至收缩压≥ 200 mmHg 或舒张压≥ 110 mmHg，或伴有严重心功能不全、主动脉夹层、高血压脑病的患者，可予降压治疗，并严密观察血压变化。可选择拉贝洛尔、尼卡地平等静脉用药，建议使用微量输液泵给予降血压药，避免使用引起血压急剧下降的药物。卒中后病情稳定，若血压持续≥ 140/90 mmHg，无禁忌证，可于起病数天后恢复使用发病前服用的降压药物或开始启动降压治疗。②卒中后低血压：卒中后低血压很少见，原因有主动脉夹层、血容量减少以及心输出量减少等。应积极查明原因，给予相应处理。

5）血糖控制。①高血糖：约 40% 的患者存在卒中后高血糖，对预后不利。血糖超过 10 mmol/L 时可给予胰岛素治疗。应加强血糖监测，可将高血糖患者血糖控制在 7.8 ～ 10 mmol/L。②低血糖：卒中后低血糖发生率较低，尽管缺乏对其处理的临床试验，但因低血糖直接导致脑缺血损伤和水肿加重而对预后不利，故应尽快纠正。血糖低于 3.3 mmol/L 时，可给予 10% ～ 20% 葡萄糖注射液口服或注射治疗。目标是达到正常血糖。

（2）特异性治疗：特异性治疗包括改善脑血循环（静脉溶栓、血管内治疗、抗血小板、抗凝、降纤、扩容等方法）、使用他汀类药物及进行神经保护等。

1）改善脑血循环。

静脉溶栓：静脉溶栓是目前最主要的恢复血流措施，药物包括重组组织型纤溶酶原激活剂（rt-PA）、尿激酶和替奈普酶。rt-PA 和尿激酶是我国目前使用的主要溶栓药，现认为有效挽救半暗带组织时间窗为 4.5 小时内或 6 小时内。3 小时内 rt-PA 静脉溶栓的适应证、禁忌证及相对禁忌证见表 2-14。3 ～ 4.5 小时内 rt-PA 静脉溶栓的适应证、禁忌证和相对禁忌证见表 2-15。

血管内介入治疗：包括血管内机械取栓、动脉溶栓、血管成形术。

表 2-14　3 小时内 rt-PA 静脉溶栓的适应证、禁忌证及相对禁忌证

适应证：

（1）有缺血性脑卒中导致的神经功能缺损症状

（2）症状出现＜ 3 小时

（3）年龄≥ 18 岁

（4）患者或其家属签署知情同意书

禁忌证：

（1）颅内出血（包括脑实质出血、脑室内出血、蛛网膜下腔出血、硬膜下 /
外血肿等）

（2）既往有颅内出血病史

（3）近 3 个月有严重头颅外伤史或卒中史

（4）颅内肿瘤、巨大颅内动脉瘤

（5）近期（3 个月）有颅内或椎管内手术

（6）近 2 周内有大型外科手术

（7）近 3 周内有胃肠道或泌尿系统出血

（8）活动性内脏出血

（9）主动脉弓夹层

（10）近 1 周内存在不易压迫止血部位的动脉穿刺

（11）血压升高：收缩压≥ 180 mmHg，或舒张压≥ 100 mmHg

（12）急性出血倾向，包括血小板计数低于 100×10^9/L 或其他情况

（13）24 小时内接受过低分子肝素治疗

（14）口服抗凝剂且 INR ＞ 1.7 或 PT ＞ 15 秒

（15）48 小时内使用凝血酶抑制剂或 Xa 因子抑制剂，或各种实验室检查异
常（如 APTY，INR，血小板计数，ECT，TT 或 Xa 因子活性测定等）

（16）血糖＜ 2.8 mmol/L 或＞ 22.22 mmol/L

（17）头颅 CT 或 MRI 提示大面积梗死（梗死面积＞ 1/3 大脑中动脉供血区）

相对禁忌证：

下列情况需谨慎考虑和权衡溶栓的风险与获益（即虽然存在一项或多项相对
禁忌证，但并非绝对不能溶栓）：

（1）轻型非致残性卒中

（2）症状迅速改善的卒中

（3）惊厥发作后出现的神经功能损害（与此次卒中发生相关）

（4）颅外段颈部动脉夹层

（5）近2周内严重外伤（未伤及头颅）

（6）近3个月内有心肌梗死史

（7）孕产妇

（8）痴呆

（9）既往疾病遗留较重神经功能残疾

（10）未破裂且未经治疗的动静脉畸形、颅内小动脉瘤（直径＜10 mm）

（11）少量脑内微出血（1～10个）

（12）使用违禁药物

（13）类卒中

表2-15　3～4.5小时内rt-PA静脉溶栓的适应证、禁忌证和相对禁忌证

适应证：

（1）缺血性卒中导致的神经功能缺损

（2）症状持续3～4.5小时

（3）年龄≥18岁

（4）患者或其家属签署知情同意书

禁忌证：

同表2-14

相对禁忌证（在表2-14相对禁忌证基础上补充如下）：

（1）使用抗凝药物，INR＜1.7，PT≤15秒

（2）严重卒中（NIHSS评分＞25分）

　　血管内机械取栓：血管内机械取栓是近年急性缺血性脑卒中治疗最重要的进展，可显著改善急性大动脉闭塞导致的缺血性脑卒中患者预后。推荐在有条件的医疗机构，由经规范培训的临床

医疗团队执行，严格掌握血管内机械取栓治疗的适应证。静脉溶栓的监护及处理见表2-16。

表2-16 静脉溶栓的监护及处理

（1）患者收入重症监护病房或卒中单元进行监护

（2）定期进行血压和神经功能检查，静脉溶栓治疗中及结束后2小时内，每15分钟进行1次血压测量和神经功能评估；然后每30分钟1次，持续6小时；以后每小时1次直至治疗后24小时

（3）如出现严重头痛、高血压、恶心或呕吐，或神经症状、体征恶化，应立即停用溶栓药物并行脑CT检查

（4）如收缩压≥180 mmHg或舒张压≥100 mmHg，应增加血压监测次数，并给予降压药物

（5）鼻饲管、导尿管及动脉内测压管在病情许可的情况下应延迟安置

（6）溶栓24小时后，给予抗凝药或抗血小板药物前应复查颅脑CT/MRI

动脉溶栓：动脉溶栓使溶栓药物直接到达血栓局部，理论上血管再通率应高于静脉溶栓，且出血风险降低。然而其益处可能被溶栓启动时间的延迟所抵消。

血管成形术[急诊颈动脉内膜剥脱术（CEA）/颈动脉支架置入术（CAS）]：CEA或CAS治疗症状性颈动脉狭窄，有助于改善脑血流灌注，但临床安全性与有效性尚不明确。

抗血小板治疗：对于不符合静脉溶栓或血管内取栓适应证且无禁忌证的缺血性脑卒中患者应在发病后尽早给予口服阿司匹林150～300 mg/d治疗。急性期后可改为预防剂量（50～300 mg/d）。

进行溶栓治疗者，阿司匹林等抗血小板药物应在溶栓24小时后开始使用，如果患者存在其他特殊情况（如合并疾病），在评估获益大于风险后可以考虑在阿替普酶静脉溶栓24小时内使用抗血小板药物。

对不能耐受阿司匹林者，可考虑选用氯吡格雷等抗血小板治疗。

对于未接受静脉溶栓治疗的轻型卒中患者（NIHSS评分≤3

分），在发病 24 小时内应尽早启动双重抗血小板治疗（阿司匹林和氯吡格雷）并维持 21 天，有益于降低发病 90 天内的卒中复发风险，但应密切观察出血风险。

血管内机械取栓后 24 天内使用抗血小板药物替罗非班的疗效与安全性有待进一步研究，可结合患者情况个体化评估后决策。

临床研究未证实替格瑞洛治疗轻型卒中优于阿司匹林，不推荐替格瑞洛代替阿司匹林用于轻型卒中的急性期治疗。

抗凝治疗：对大多数急性缺血性脑卒中患者，不推荐无选择地早期进行抗凝治疗。

对少数特殊急性缺血性脑卒中患者（如放置心脏机械瓣膜）是否进行抗凝治疗，需综合评估（如病灶大小，血压控制，肝、肾功能等），如出血风险较小，致残性脑栓塞风险高，可在充分沟通后谨慎选择使用。

特殊情况下溶栓后还需抗凝治疗患者，应在 24 小时后使用抗凝剂。

对存在同侧颈内动脉严重狭窄的缺血性卒中患者，使用抗凝治疗的疗效尚待进一步研究证实。

凝血酶抑制剂治疗急性缺血性卒中的有效性尚待更多研究证实，目前这些药物只在临床研究环境中或根据具体情况个体化使用。

降纤治疗：对不适合溶栓并经过严格筛选的脑梗死患者，特别是高纤维蛋白原血症者可选用降纤治疗，使用巴曲酶、蚓激酶、蕲蛇酶等。

扩容治疗：对大多数缺血性脑卒中患者，不推荐扩容治疗。

对于低血压或脑血流低灌注所致的急性脑梗死如分水岭梗死可考虑扩容治疗，但应注意可能加重脑水肿、心功能衰竭等并发症，对有严重脑水肿及心功能衰竭的患者不推荐使用扩容治疗。

扩张血管治疗：对大多数缺血性脑卒中患者，不推荐扩血管治疗。

使用其他改善脑血循环药物：在临床工作中，依据随机对照试验研究结果，个体化应用丁基苯酞、人尿激肽原酶。

2）使用他汀类药物。①急性缺血性脑卒中发病前服用他汀类药物的患者，可继续使用他汀类药物治疗。②在急性期根据患者年龄、性别、卒中亚型、伴随疾病及耐受性等临床特征，确定他汀类药物治疗的种类及强度。

3）神经保护。神经保护剂的疗效与安全性尚需开展更多高质量临床试验进一步证实。一些有随机对照试验的药物在临床实践中可根据具体情况个体化使用，如依达拉奉、胞二磷胆碱、吡拉西坦。

4）其他疗法。高压氧和亚低温的疗效和安全性还需开展高质量的随机对照试验证实。

（3）急性期并发症及其他情况的预防与处理。

1）脑水肿与颅内压升高。建议对颅内压升高、卧床的脑梗死患者采用抬高头位的方式，通常抬高床头大于30°。应用甘露醇和高张盐水。

2）梗死后出血性转化。停用抗栓（抗血小板、抗凝）治疗等致出血药物，恢复开始抗凝和抗血小板治疗时机，对需要抗栓治疗的患者，可于症状性出血转化病情稳定后10天至数周开始抗栓治疗。

3）癫痫。①不推荐预防性应用抗癫痫药物。②孤立发作一次或急性期痫性发作控制后，不建议长期使用抗癫痫药物。③卒中后2～3个月再发的癫痫，建议按癫痫常规治疗进行长期药物治疗。④卒中后癫痫持续状态，建议按癫痫持续状态治疗原则处理。

4）肺炎。①早期评估和处理吞咽困难和误吸问题，对意识障碍患者应特别注意预防肺炎。②疑有肺炎的发热患者应根据病因给予抗感染治疗，但不推荐预防性使用。

5）排尿障碍与尿路感染。①有排尿障碍者，应早期评估和进行康复治疗。②尿失禁者应尽量避免留置尿管，可定时使用便盆或便壶。③尿潴留者应测定膀胱残余尿，可配合物理按摩、针灸等方法促进恢复排尿功能。必要时可间歇性导尿或留置导尿。

④有尿路感染者根据病情决定抗感染治疗，但不推荐预防性使用。

6）深静脉血栓形成和肺栓塞。抗凝治疗未显著改善神经功能及降低病死率，且增加出血风险，不推荐在卧床患者中常规使用预防性抗凝治疗（皮下注射低分子量肝素或普通肝素）。对于已发生 DVT 及肺栓塞高风险且无禁忌者，可给予低分子量肝素或普通肝素，有抗凝禁忌证者给予阿司匹林治疗。

2. 中医治疗

在中医辨证论治理论指导下，若为脑梗死急性发作期患者可口服或鼻饲中药，宜尽早介入中药治疗。具体治疗方案如下。

（1）辨证论治。

1）中经络。

风痰阻络证：主要代表方为化痰通络汤，该方由茯苓、半夏、生白术、天麻、胆南星、天竺黄、紫丹参、香附、酒大黄、三七粉（冲服）组成。在缺血性脑卒中各期辨证属风痰阻络者均可使用化痰通络汤加减治疗，能显著改善患者的临床症状、肢体运动功能、神经功能及日常生活活动能力。

风火上扰证：主要代表方为天麻钩藤饮，该方由天麻、钩藤（后下）、石决明（先煎）、川牛膝、黄芩、栀子、夏枯草、胆南星组成。天麻钩藤饮能缓解脑血管痉挛，改善血管收缩／舒张失衡状态以及微循环障碍和脑组织供血供氧，从而有利于脑神经功能的恢复。同时还可抑制缺血区脂质过氧化反应，增加超氧化物歧化酶的活性，清除自由基，防止脑梗死后再灌注所造成的继发损害和脑水肿。

气虚血瘀证：主要代表方为补阳还五汤，该方由黄芪、当归、桃仁、红花、赤芍、川芎、地龙等组成。补阳还五汤在脑梗死各期均可发挥其独特疗效，有效改善脑梗死患者神经功能缺损、日常活动能力以及脑卒中后抑郁症状。补阳还五汤加减方外洗熏疗能显著降低气虚血瘀证脑卒中老年患者的血液黏度，降低深静脉血栓发生率。

阴虚风动证：主要代表方为镇肝熄风汤，该方由白芍、天冬、玄参、枸杞子、龙骨、牡蛎、牛膝、当归、天麻、钩藤、丹参等组成。

镇肝熄风汤加减治疗证属阴虚风动急性期脑梗死患者，能有效改善神经功能缺损及血液流变学。

肝肾亏虚证：主要代表方为地黄饮子合用左归丸，该方由地黄、何首乌、枸杞子、山茱萸、麦冬、石斛、当归、鸡血藤等组成。地黄饮子在改善脑梗死患者临床症状、运动能力、言语等方面有独特疗效，其机制可能与地黄饮子能提高热激蛋白 70（heat shock protein 70，HSP70）与血管内皮生长因子（vascular endothelial growth factor，VEGF）的表达有关。

2）中脏腑。

痰湿蒙神证：主要代表方为涤痰汤，该方由法半夏、陈皮、枳实、胆南星、茯苓、石菖蒲、竹茹、远志、丹参、甘草等组成。涤痰汤治疗脑梗死证属痰湿蒙神证疗效确切，临床可有效改善神经功能，控制癫痫发作，减轻认知障碍，提高患者生活质量。

痰热内闭证：主要代表方为清心宣窍汤，该方由黄连、栀子、丹参、天麻、钩藤、石菖蒲、牡丹皮、羚羊角粉组成。清心宣窍汤加减治疗痰热内闭证脑梗死患者，能明显改善神经功能缺损、提高运动能力等。

元气败脱证：主要代表方为参附汤，该方由人参、附子组成。参附汤治疗急性元气败脱证脑梗死患者，临床可能有效。如王永炎教授临床运用参附汤加减成功治疗 1 例急性脑梗死证属元气败脱证患者。

（2）中成药。中成药主要包括中药注射剂或口服中成药等。中药注射剂药味少，多静脉途径给药，适用于急性期患者；口服中成药有固定的药物组成，便于携带，多用于轻型患者或恢复期患者。

急性期中脏腑之闭证与脱证以醒神开窍、益气固脱为法，可选用醒神固脱的中成药，如醒脑静注射液、清开灵注射液。发病 1～2 周神志转清醒者可按照中经络辨证论治，以化痰通络为主。中经络表现为阻络者，以活血通络为法，可选用具有活血化瘀作用的中药注射液静脉滴注。

1）醒脑静注射液：1项 Meta 分析显示，醒脑静注射剂辅助西医常规治疗，可提高临床总有效率，改善神经功能缺损情况，影响血液流变学指标。但其不良反应的发生也应该引起重视。

2）清开灵注射液：1项系统评价分析结果显示，清开灵注射液可促进血肿吸收，降低肿瘤坏死因子 α 和全血黏度，无明显不良反应。

3）疏血通注射液：疏血通注射液是从水蛭、地龙中提取的中药制剂，具有活血化瘀、通经活络的功效。疏血通注射液对促进脑梗死患者神经功能恢复具有较好的疗效，可用于脑梗死急性期，包括进展性或复发性脑梗死。

4）丹参注射液：丹参注射液能降低脑梗死合并心血管病和（或）糖尿病患者的下肢静脉血栓的发生。

5）丹红注射液：丹红注射液可显著减轻患者神经功能缺损程度，推荐应用于急性脑梗死。

（3）针刺治疗。中成药和针刺治疗急性缺血性脑卒中的疗效尚需更多高质量随机对照试验进一步证实。建议根据具体情况结合患者意愿决定是否选用针刺或中成药治疗。

研究证实急性期运用"醒脑开窍"针法可降低脑卒中后第6个月的病死率或致残率；针刺疗法也可改善患者神经功能缺损情况；针刺也可有效治疗急性期的多种并发症，如认知功能障碍、便秘、吞咽功能障碍等。

对于脑梗死患者针灸穴位的选择：以阿是穴，百会、四神聪、内关、水沟、三阴交、足三里穴较为常见；若伴有口舌喎斜者可加颊车、地仓穴，言语不利者可加哑门、廉泉穴；对于出现偏瘫痉挛的患者，上肢者可加肩髃、臂臑、手三里、外关、合谷等穴位，下肢者则可取髀关、伏兔、梁丘、血海、阳陵泉、足三里、悬钟、三阴交、太冲等穴位；对于并发有肩手综合征的患者则可加肩贞、缺盆、肩井、肩髃、尺泽、合谷等穴位。

头皮针治疗可改善患者的运动功能。对于合并下肢深静脉血栓的患者，火针疗法较普通针刺更能提高患者肢体深静脉血液回流速度；艾灸可有效降低压疮的发生率，促进压疮的康复。

（4）推拿治疗。推拿/按摩疗法均可与常规药物治疗和（或）其他治疗配合运用，在脑卒中患者病情稳定后开始治疗，可改善患者吞咽及肢体功能。手法可采用按法、揉法、擦法、搓法、拿法、捻法、摇法、一指禅推法、抹法、扫散法等。研究显示推拿/按摩疗法可有效改善急性期脑卒中患者的言语及吞咽功能，预防便秘发生。

（5）康复治疗。脑卒中康复是脑卒中整体治疗中不可或缺的关键环节，可预防并发症，最大限度地减轻功能残疾，改善预后。急性期可根据不同病情采取不同的康复方式。如运动功能障碍者，早期可进行床上关节活动度练习、保持床上良肢位、床上坐位训练、体位转移训练、站立训练等，预防可能发生的压疮、关节肿胀、下肢静脉血栓形成、尿路感染和呼吸道感染等并发症。针对有吞咽、言语等障碍的患者，早期可对其听、说、读、写、复述、吞咽等功能障碍给予相应的简单指令、口颜面肌肉发音模仿训练、经皮咽部电刺激等治疗。康复训练应以循序渐进的方式进行，必要时在监护条件下进行。

康复包括：良肢位摆放、体位转移和关节活动度训练；言语功能障碍康复训练；吞咽功能障碍康复训练；下肢深静脉血栓防治。

（6）护理。生命体征平稳后早期运用弹力袜和康复护理，可降低下肢深静脉血栓的发生率。根据《中国急性缺血性脑卒中诊治指南2018》推荐，急性期患者在病情平稳后尽早介入康复护理［心理、吞咽、言语康复护理及合适的外治法（如艾灸等）］，以改善患者机体状况及病情。瘫痪者应定期翻身，以防止皮肤受压；易出现压疮患者建议使用特定的床垫、轮椅坐垫和座椅，直到恢复行动能力。

（五）注意事项

（1）二级预防：急性期卒中复发的风险很高，卒中后应尽早开始二级预防。

（2）医患沟通：由于急性缺血性脑卒中治疗方案对患者及其家属存在潜在的影响，包括治疗风险、费用、预期疗效等，应注意与患者及其家属充分沟通，交代治疗的获益与风险，综合评估后选择临床诊疗方案。

（雷　敏）

十七、急性脑出血

（一）定义

脑出血是指非外伤性脑实质内血管破裂引起的出血。

（二）诊断标准

1. 临床表现

出血前多无预兆，半数患者出现头痛并很剧烈，常见呕吐，出血后血压明显升高，临床症状常在数分钟至数小时达到高峰，临床症状体征因出血部位及出血量不同而异，基底核，丘脑与内囊出血引起轻偏瘫是常见的早期症状；少数病例出现痫性发作，常为局灶性；重症者迅速转入意识模糊或昏迷。具体表现有：

（1）运动和语言障碍：运动障碍以偏瘫为多见；言语障碍主要表现为失语和言语含糊不清。

（2）呕吐：约一半的患者出现呕吐，可能与脑出血时颅内压增高、眩晕发作、脑膜受到血液刺激有关。

（3）意识障碍：表现为嗜睡或昏迷，程度与脑出血的部位、出血量和速度有关。在脑较深部位的短时间内大量出血，大多会出现意识障碍。

（4）眼部症状：瞳孔不等大常发生于颅内压增高出现脑疝的患者；还可以有偏盲和眼球活动障碍。脑出血患者在急性期常常两眼凝视大脑的出血侧（凝视麻痹）。

（5）头痛头晕：头痛是脑出血的首发症状，常位于出血一侧的头部；有颅内压力增高时，疼痛可以发展到整个头部。头晕常与头痛伴发，特别是在小脑和脑干出血时。

2. 辅助检查

（1）实验室检查。

1）脑脊液检查：诊断明确者，一般不做脑脊液检查，以防脑疝发生，但在无条件做脑 CT 扫描或脑 MRI 检查时，腰穿仍有一定诊断价值，脑出血后由于脑组织水肿，颅内压力一般较高，80%患者在发病 6 h 后，脑脊液呈血性或黄色，但腰穿脑脊液清亮时，不能完全排除脑出血的可能，术前应给脱水剂降低颅内压，有颅内压增高或有脑疝的可能时，应禁忌做腰穿。

2）血常规、尿常规和血糖检查：重症患者在急性期血常规检查可见白细胞增高，可有尿糖与蛋白尿阳性，脑出血急性期血糖增高由应激反应引起，血糖升高不仅直接反映机体代谢状态，而且反映病情的严重程度，血糖越高，应激性溃疡，脑疝，代谢性酸中毒，氮质血症等并发症发生率越高，预后越差。

（2）神经影像学检查。

1）CT 检查：颅脑 CT 扫描可清楚显示出血部位、出血量大小、血肿形态、是否破入脑室以及血肿周围有无低密度水肿带和占位效应等。病灶多呈圆形或卵圆形均匀高密度区，边界清楚，脑室大量积血时多呈高密度铸型，脑室扩大。1 周后血肿周围有环形增强，血肿吸收后呈低密度或囊性变。动态 CT 检查还可评估出血的进展情况。

2）MRI 和 MRA 检查：对发现结构异常，对检出脑干和小脑的出血灶和监测脑出血的演进过程优于 CT 扫描，对急性脑出血诊断不及 CT。

3）数字减影脑血管造影（DSA）检查：可检出脑动脉瘤，脑动静脉畸形，Moyamoya 病和血管炎等。

（3）心电图检查：脑血管病患者因为脑—心综合征或心脏本身就有疾病，可有心脏功能和血管功能的改变：①传导阻滞如 P-R 间期延长，结性心律或房室分离。②心律失常 房性或室性期前收缩，③缺血性改变 S-T 段延长，下降，T 波改变，④其他假性心肌梗死的心电图改变等。

（4）经颅多普勒超声（TCD）检查：有助判断颅内高压和脑死亡，当血肿大于25 mL，TCD显示颅内血流动力学不对称改变，表示颅内压力不对称，搏动指数较平均血流速度更能反映颅内压力的不对称性。

（5）其他检查：包括、血液生化、凝血功能和胸部X线摄片检查。外周白细胞和尿素氮水平可暂时升高，凝血活酶时间和部分凝血活酶时间异常提示有凝血功能障碍。

3. 诊断依据

（1）表现：突然发病，在几分钟或几小时内出现肢体功能障碍及颅内压增高的表现，有头痛，呕吐，意识障碍等症状。查体有神经系统定位体征。

（2）脑CT扫描检查可见脑内血肿呈高密度区域，可确定出血的部位，血肿大小，是否破入脑室，有无脑水肿和脑疝形成。

（3）腰穿可见血性脑脊液，脑脊液压力增高。

（三）治疗方案

1. 西医治疗

（1）一般应卧床休息2～4周，保持安静，避免情绪激动和血压升高。严密观察体温、脉搏、呼吸和血压等生命体征，注意瞳孔变化和意识改变。

（2）保持呼吸道通畅，清理呼吸道分泌物或吸入物。必要时及时行气管插管或切开术；有意识障碍、消化道出血者禁食24～48小时，必要时应排空胃内容物。

（3）维持水、电解质平衡和营养，每日入液量可按尿量+500 mL计算，如有高热、多汗、呕吐，维持中心静脉压在5～12 mmHg水平。注意防止水电解质紊乱，以免加重脑水肿。每日补钠、补钾、补充热量，必要时给脂肪乳剂注射液、人血白蛋白、氨基酸或能量合剂等。

（4）调整血糖，血糖过高或过低者，应及时纠正，血糖水平维持在6～9 mmol/L。

（5）明显头痛、过度烦躁不安者，可酌情适当给予镇静止痛剂；便秘者可选用缓泻剂。

（6）降低颅内压，脑出血后脑水肿约在48小时达到高峰，维持3～5天后逐渐消退，可持续2～3周或更长。脑水肿可使颅内压增高，并致脑疝形成，是影响脑出血死亡率及功能恢复的主要因素。积极控制脑水肿、降低颅内压是脑出血急性期治疗的重要环节。常用20%甘露醇、10%复方甘油和利尿药如速尿等；或用10%血浆白蛋白。

（7）外科手术治疗。

1）手术适应证：①脑出血患者颅内压升高伴脑干受压体征，如脉缓、血压升高、呼吸节律变慢、意识水平下降等；②小脑半球血肿量≥10 mL或蚓部>6 mL，血肿破入第四脑室或脑池受压消失，出现脑干受压症状或急性阻塞性脑积水征象者；③重症脑室出血导致梗阻性脑积水；④脑叶出血，特别是AVM所致和占位效应明显者。

2）手术禁忌证：脑干出血、大脑深部出血、淀粉样血管病导致脑叶出血不宜手术治疗。多数脑深部出血病例可破入脑室而自发性减压，且手术会造成正常脑组织破坏。

3）常用手术方法如下。①小脑减压术：是高血压性小脑出血最重要的外科治疗，可挽救生命和逆转神经功能缺损，病程早期患者处于清醒状态时手术效果好。②开颅血肿清除术：占位效应引起中线结构移位和初期脑疝时外科治疗可能有效。③钻孔扩大骨传血肿清除术。④钻孔微创颅内血肿清除术。⑤脑室出血用脑室引流术。

（8）高血压性脑出血部位发生再出血不常见，通常无须用抗纤维蛋白溶解药，如需给药可早期(<3小时)给予抗纤溶药物如6-氨基己酸、氨甲环酸等。

（9）高血压紧急处理：血压升高是颅内压升高情况下保持正常脑血流的脑血管自动调节机制，应用降压药仍有争议，降压可影响脑血流量，导致低灌注或脑梗死，但持续高血压可使脑水肿恶化。舒张压降至约100 mmHg水平。

2. 中医治疗

（1）意识障碍者，急用鼻饲安宫牛黄丸，或者是静脉注射醒脑静注射液。

（2）可口服中药患者采用以下治疗。

1）肝阳暴亢、风阳上扰型：治以平肝潜阳、清热息风，方选天麻钩藤饮加减。

2）痰热腑实、风痰上扰型：治以化痰通腑，方选星蒌承气汤加减。

3）阴虚风动型：治以滋养肝肾、潜阳息风，方选镇肝熄风汤加减。

4）痰热内阻、内闭清窍型：治以清热化痰、醒神开窍，方选羚角钩藤汤加减。

5）痰湿蒙塞清窍者：治以温阳化痰、醒神开窍，方选涤痰汤加减。

6）元气败脱、神明散乱型：治以益气回阳固脱，方选参附汤加减。

7）气虚血瘀证：治以益气活血，方选补阳还五汤加减。

（3）针灸治疗：急性期，不主张针灸治疗，因为针刺手法过强、刺激过重，可能加重出血，或再次诱发出血。若脑出血进入稳定期，主要表现力脑出血后遗症，出现肢体麻木、肢体功能障碍、言语障碍、面部麻木等，针刺有明显效果。一般局部取穴与辨证取穴相结合。局部取穴：头部穴可以取百会穴、四神聪穴、风池穴，肢体穴位可以取上肢的曲池穴、内关穴、合谷穴，下肢的环跳穴、阳陵泉穴、足三里穴、三阴交穴等进行治疗。

（四）注意事项

（1）脑出血具有较高的死亡率和致残率，经过积极治疗可能会留有不同程度的后遗症。急性期 2 周内，最危险的 72 小时内很容易发生再出血，脑出血后会引起对周围组织的压迫而产生脑水肿，甚至脑疝，即使过 72 小时仍有再出血可能。

（2）脑出血病情交代，首先告知患者的出血量和出血部位，如果是脑干出血，一般病情危重，患者可以出现呼吸、心搏骤停的情况，死亡率极高，预后极差。如果是基底节等部位的出血，要看数量的多少，一般 30 mL 以内，患者神志清楚，考虑保守治疗，经过积极治疗一般预后良好，但很多患者会留有偏瘫等后遗症。如果出血量较大，患者可以出现昏迷的情况，有可能要考虑给予手术治疗，术后会留有不同程度的后遗症，很多患者可能经过抢救治疗以后出现死亡的情况。

（蔺文虎）

十八、糖尿病酮症酸中毒

（一）定义

糖尿病酮症酸中毒（diabetic ketoacidosis，DKA）是由于糖尿病患者体内胰岛素严重缺乏，而升糖激素如糖皮质激素、肾上腺素、生长激素、胰高血糖素等相对升高，导致糖、脂肪、蛋白质代谢紊乱，从而出现显著的高血糖、高酮血症、代谢性酸中毒、电解质紊乱、脱水等，甚至昏迷及死亡。

（二）诊断标准

1. 临床表现

除诱发疾病表现外，早期 DKA 表现为糖尿病本身症状如多尿、口干、多饮的加重，乏力明显，伴有食欲减退。随代谢紊乱加重，会出现恶心、呕吐、头痛、头晕、反应迟钝等表现，有时会出现腹痛，需要与急腹症相鉴别。随着渗透性利尿及代谢性酸中毒的加重及脑缺氧表现逐渐突出，表现为皮肤黏膜干燥、弹性差、眼窝深陷、脉搏细速，血压下降，四肢冰凉，少尿或无尿，呼吸加深加快，呼出的气体中有烂苹果气味，嗜睡甚至昏迷。

2. 实验室检查

（1）尿液。①尿糖：多为强阳性。②尿酮体阳性。③尿比重：多大于 1.020，提示血容量不足、尿液浓缩。④尿蛋白：可有少量尿蛋白。如有泌尿系感染，尿中白细胞及红细胞阳性。

（2）血糖。常明显升高，多在 16.7 ～ 33.3 mmol/L，有时可高达 33.3 ～ 55.5 mmol/L。如血糖超过 33.3 mmol/L 则可能 DKA 合并高渗综合征。

（3）血酮体。目前主要采用定量方法测定 β- 羟丁酸含量。发生酮症时血酮体较正常人群升高 5 ～ 10 倍以上。

（4）血生化。CO_2 结合力下降，多小于 15 mmol/L；由于酸中毒、脱水，血钾正常或偏高，随胰岛素补充及补液治疗，血钾会迅速下降，需密切监测。因高血糖可引起稀释性低钠血症，严重高血糖会发生假性低钠血症，血钠、血氯在正常或正常低限。因脱水血液浓缩，尿素氮及肌酐升高，随补液扩容治疗，可降至正常。

（5）血气分析。代偿期：pH 尚在正常范围，碳酸氢盐降低，阴离子间隙（AG）增大。随酸中毒加重，失代偿期，血 pH 降低，AG 进一步扩大。

（6）血常规。因血液浓缩，即使无感染，白细胞及中性粒细胞计数均明显增高，血细胞比容和血红蛋白水平也升高。

3. 病情判断

糖尿病酮症酸中毒病情的严重程度取决于患者年龄、基础疾病、一般情况及酸中毒、电解质紊乱的严重程度。以下情况均提示病情危重。

（1）血 pH 明显减低，尤其低于 7.0。

（2）中枢神经系统症状逐渐加重，嗜睡甚至昏迷，提示脑水肿加重。

（3）心肌酶水平明显升高，高渗、循环血容量下降、血液黏稠度增加可能诱发急性心肌梗死，加之酸中毒会加重组织缺氧，继而引起心力衰竭。

（4）氧分压下降，DKA 常合并肺部感染，严重酸中毒会引起呼吸中枢麻痹、低氧血症，诱发呼吸窘迫综合征。

（三）治疗方案

急诊处理原则上应迅速补充液体，纠正脱水和电解质紊乱，加速葡萄糖的利用，使血糖降至一定水平。控制或消除诱发因素，积极防止各种并发症。如怀疑感染，应给予大剂量强有力的抗生素治疗。

1. 一般治疗

密切监测生命体征，加强基础护理。

2. 补液治疗

补液是 DKA 治疗首要且关键的措施。只有补液使循环血容量和肾脏灌注恢复，才能使胰岛素发挥正常生理作用。补液量及速度应根据脱水程度年龄、心肺功能等综合判定。老年尤其伴心血管疾病患者补液速度不宜太快，补液量也应控制，最好监测中心静脉压调整输液量及速度。血糖＞ 33.3 mmol/L、血钠＞ 150 mmol/L 可先给予 0.45％低渗盐水，有休克者可当补充胶体液，一般主张应用等渗 0.9％氯化钠溶液。轻度糖尿病酮症酸中毒患者，建议口服补液，安全有效。一般第一个 24 小时补液 3000 ～ 6000 mL，甚至 6000 ～ 8000 mL。严重脱水患者，既往无心肾功能不全者，可建立两条输液通路。当血糖降至 13.9 mmol/L 时，应予以 5％葡萄糖注射液或 5％葡萄糖生理盐水继续补液。

3. 小剂量胰岛素治疗

DKA 是胰岛素治疗的绝对适应证。胰岛素不仅可抑制脂肪分解，从而抑制酮体生成，还可抑制糖原异生并改善末梢组织对酮体及葡萄糖的利用。小剂量胰岛素治疗采用短效胰岛素静脉给药，按每小时每千克体重 0.1 U 计算。生理盐水中加入 8 ～ 12 U 胰岛素，在开始 2 小时内持续静脉滴注，使每小时血糖下降 3.9 ～ 5.6 mmol/L。如滴注 2 小时血糖无明显下降，可将胰岛素剂量加倍。当血糖降至 13.9 mmol/L 时改用 5％葡萄糖注射液，按 2 ～ 6 g 葡萄糖加 1 U 胰岛素的比例继续静脉滴注，使血糖维持在 8 ～ 11 mmol/L，酸中毒纠正，酮体消失，患者能进食后可改为胰岛素皮下注射。胰岛素输液泵更容易控制胰岛素的输液速度。

4. 纠正电解质紊乱

DKA 常伴有钾、钠、氯、钙、磷、镁等多种电解质丢失。血钠、血氯可通过补充生理盐水而纠正。血钾缺失常较严重，治疗前因脱水、酸中毒，血钾可正常甚至偏高，若此时血钾低于正常，更提示机体严重缺钾。补液及胰岛素应用 4 ～ 6 小时后血钾常明显降低，应预防性补钾。治疗前血钾正常或低于正常者，每小时尿量＞ 40 mL，治疗开始时就应补钾。少尿或无尿者，待尿量增加或血钾进一步下降时再予以补钾。治疗前血钾水平高于正常者暂不补钾，密切监血钾变化。最初 2 ～ 4 小时每小时补钾 13 ～ 20 mmol（氯化钾 1 ～ 1.5 g），一般第 1 天补钾 6 ～ 10 g。进食者可改为口服补钾治疗，3 ～ 6 g/d，持续 5 ～ 7 天。

5. 纠正酸碱失衡

DKA 纠正酸中毒过程中碱性制剂使用应慎重。一般 pH ＞ 7.1 可通过积极补液和使用胰岛素治疗，酸中毒常能纠正，不必使用碱性药物。但严重酸中毒会使周围血管扩张，心肌收缩力降低，呼吸中枢及中枢神经系统功能受抑制，从而危及生命，应及时予以补碱纠正。一般认为血 pH ＜ 7.0、有严重高血钾或难以纠正的低血压时，可给予 5% 碳酸氢钠 100 mL，稀释成 1.25% 后静脉滴注，监测血气，当血 pH 达 7.1 ～ 7.2 时停止补碱。

6. 处理诱因和并发症

感染者应及时使用抗生素，使用抗生素前完善细菌学检查。伴发脑水肿患者死亡率高，与脑缺氧、酸中毒、补碱过多过快、血糖下降过快等有关。常见于治疗后临床表现明显改善、清醒后又转入昏迷状态者，眼底检查可见视神经盘水肿。可适量应用脱水剂（甘露醇、呋塞米），肾功能不全者禁用。当发生急性胃黏膜病变时，予以 H_2 受体拮抗剂或质子泵抑制剂，并静脉或口服止血药物。使用胰岛素、补液、纠正电解质紊乱及酸碱失衡等处理休克仍不能纠正者，可酌用升压药物。因酸中毒引起严重呕吐或伴有急性胃扩张时，可用 5% 碳酸氢钠洗胃治疗。对有心肌梗死、心力衰竭、肾衰竭等合并症者可针对病情紧急处理。

根据糖尿病病史、临床特点，结合实验室检查如血糖及血酮增高，尿糖、尿酮体阳性，兼有血 pH 及 CO_2 CP 降低，糖尿病酮症酸中毒的诊断不难确立。

7. 中医辨证论治

中医辨证治疗可以减轻临床症状，改善患者主观感受，提高治疗效果。

（1）阴虚燥热证。心烦，口渴喜冷饮，饮后稍快，疲乏倦怠，纳呆，或见恶心欲吐，舌黯红，苔薄黄而干或微腻，脉细数或滑数。

治宜清泄肺胃、生津止渴，方选玉女煎合白虎汤加减。汗出烦渴重者加五味子、乌梅、石斛、天花粉、玄参敛汗养阴、止渴除烦；疲乏倦息重者加黄芪；恶心欲吐，舌苔白腻者加半夏、竹茹、藿香芳香化浊、和胃止呕；大便秘结者加玄参、首乌、大黄，养阴清热通便。

（2）浊毒中阻证。口燥唇焦，大渴引饮，渴饮无度，皮肤干瘪，精神萎靡，嗜睡，胸闷纳呆，恶心呕吐。口有秽臭，时有少腹疼痛如绞，大便秘结，舌红苔垢而燥，脉沉细。

治宜清热导滞、芳香化浊，方选增液承气汤合清胃汤加减。发热，大渴引饮，大汗出者，重用生石膏，加知母、石斛养阴清热除烦止渴；伴头晕、嗜睡不语者加菖蒲、佩兰芳香辟秽、开窍醒神；少腹疼痛如绞，舌质紫黯有瘀斑者加桃仁、赤芍、木香活血化瘀、行气止痛；小便刺痛者加车前子、黄柏、苍术清热除湿、利尿通淋。

（3）浊毒闭窍证。口干微渴，心烦不寐，烦躁不安，或嗜睡，甚则昏迷不醒，呼吸深快，食欲不振，口臭呕吐，小便短赤，舌黯红而绛，苔黄燥或黑，舌有灰晕，脉细数。

治宜芳香开窍、清营解毒。方选安宫牛黄丸、菖蒲郁金汤加减。惊厥抽搐者加羚羊角、钩藤、白芍养阴柔肝、息风止痉。

（4）虚风内动证。神倦欲寐，耳聋眼花，手足蠕动，甚则抽搐，惊厥。舌红绛少苔，脉虚细数。

治宜滋阴清热、柔肝息风，方选复脉物、大定风珠加减。仅见手足蠕动者可选二甲复脉汤；若见抽痛惊厥、神志不清者，用三甲复脉汤；抽搐舌绛少苔者予大定风珠合复脉汤。

（四）注意事项

（1）少数病例在发生酮症酸中毒及昏迷前并未诊断糖尿病。因此凡遇原因不明的恶心呕吐、体重下降迅速者，原因不明的神志改变及发生昏迷者，有明显的失水征象甚至休克仍表现多尿者，呼吸深快、能够平卧而不感到呼吸困难者等，均应想到酮症酸中毒的可能。

（2）提高对本病非典型表现的警惕性。如腹痛严重者可类似急腹症；体质极度衰弱者可无深而快的呼吸；若生成酮体的主要是 β- 羟丁酸而非丙酮时，呼吸可无烂苹果味；酸中毒程度与精神症状并非呈正相关，有的患者酸中毒严重而无明显意识障碍。

（3）老年糖尿病患者合并症较多，如脑血管意外、心肌梗死、肾衰竭等，酮症酸中毒的表现常与并发症的症状混淆，诊断时应加强警惕性。

（4）酮症酸中毒也可见于饥饿及酗酒者，这类患者无糖尿病病史，血糖不高可鉴别。此外糖尿病除并发酮症酸中毒昏迷外，还可并发高渗性昏迷、乳酸酸中毒性昏迷、低血糖昏迷等。根据临床表现，血糖、血酮、尿糖、尿酮、酸碱指标及血浆渗透压测定等不难鉴别。

（5）某些糖尿病酮症性昏迷系混合性因素所致，这些昏迷可同时或先后发生。如酮症酸中毒伴乳酸性酸中毒、酮症酸中毒性昏迷伴高渗性昏迷、脑血管意外性昏迷伴酮症酸中毒性昏迷等。当病情用单一性因素难以解释，或按单一性因素昏迷治疗后意识无改善者，应想到混合性昏迷的可能。

（6）某些实验室检查结果与临床表现不相符时，需结合临床综合判断。如肾功能不全时尿糖可为阴性，对肾功能不全尤其是老年患者宜同时测定血糖与尿糖。酮症酸中毒初期增加的酮体主要是 β- 羟丁酸，而硝基氢氰酸盐主要与乙酰乙酸及丙酮起反应，故尿酮测定可出现阴性。病变晚期出现循环衰竭时乳酸增高，乙酰乙酸转变为 β- 羟丁酸，尿酮定性也可出现阴性，此时易误判为病情（酮症）好转。严重的酮症酸中毒可出现类白血病反应，易误诊为重症感染。

（李小花）

十九、急性中毒（有机磷／药物）

（一）概述

大量毒物短时间内经皮肤、黏膜、呼吸道、消化道等途径进入人体，使机体受损并发生功能障碍，称为急性中毒。急性中毒是急诊科和职业病科常见的急症，其病情急骤，变化迅速，必须尽快作出诊断与急救处理。

凡能引起中毒的物质均被视为毒物，毒物的范围很广。一些毒物对人体有剧烈毒性，如氰化物、有机磷等；另一些毒物则在一定条件下才具备毒性，如食物、药物、维生素、氧等这些毒物在平时不具备毒物特性，而在过量应用或与其他物质作用后才产生毒性。

毒物品种繁多，按其使用范围和用途可分为下列 7 种。

（1）工业性毒物：包括工业原材料，如化学溶剂、油漆、重金属汽油、氯气、氰化物、甲醇、硫化氢等。

（2）农业性毒物：包括有机磷农药、化学除草剂、灭鼠药、化肥等。

（3）药物过量中毒：许多药物（包括中药）过量均可导致中毒，如地高辛、抗癫痫药、退热药、麻醉镇静药、抗心律失常药等。

（4）动物性毒物：包括毒蛇、蜈蚣、蜂类、蝎、蜘蛛、河豚、新鲜海蜇等。

（5）食物性毒物：包括过期或霉变食品、腐败变质食物、有毒食品添加剂。

（6）植物性毒物：包括野蕈类、乌头、白果等。

（7）其他：如强酸强碱、一氧化碳、化妆品、洗涤剂、灭虫药等。

此外根据毒物的物理状态还可分为挥发性与非挥发性毒物，

根据毒物吸收方式分为食入、吸入、皮肤接触吸收等。

（二）发病机制

各种毒物进入体内后产生的毒性作用途径、目标、时间、范围及强度各不相同。进入途径以胃肠道最多，其他还有呼吸道、皮肤、五官、创口、注射等。毒物的毒性越强，对机体的危害越大。此外，毒物摄入剂量、毒理特性以及机体状况和耐受性等也与中毒程度密切相关。短时间内摄入大量吸收率较高的毒物通常病情较重。

（三）毒物代谢

大多数毒物进入体内经肝脏代谢转化后毒性减弱或消失，并由肾脏排泄，一些毒物也可呈原形经肾脏排泄。少数毒物可由皮肤汗腺、乳腺、泪液、呼吸道、胆道或肠道排泄。各种毒物间的排泄速度差异很大，主要取决于毒物本身特性和患者肾脏功能，毒物排泄时间最长可达数周甚至数月。药代动力学中的药物体内分布特点对指导中毒治疗具有重要意义。治疗中的促进毒物排泄方法对于中毒早期毒物大部分积聚于血流中的患者效果较好，当毒物的分布在体内达到平衡时，大多数毒物仅有 5% 左右存在于血液中，此时仅采用排泄治疗效果较差。此外毒物脂溶性高或血浆蛋白结合率高，中毒时毒物剂量较大，休克等因素也会导致毒物排泄速度减慢。

（四）临床表现

1. 皮肤及黏膜表现

灼伤（强酸、强碱）、发绀（亚硝酸盐）、黄疸（鱼胆）。

2. 眼表现

瞳孔散大（阿托品）、瞳孔缩小（吗啡）、视神经炎（见于甲醇中毒）。

3. 神经系统表现

昏迷、谵妄（见于阿托品中毒）、肌纤维颤动（见于有机磷中毒）、惊厥（见于有机氯、异烟肼中毒）、瘫痪（见于三氧化二砷中毒）、精神失常（见于一氧化碳、阿托品中毒）。

4. 呼吸系统表现

呼吸气味：酒味、苦杏仁（氰化物）、蒜味等。

呼吸加快：水杨酸类、甲醇。

呼吸减慢：催眠药、吗啡。

肺水肿：磷化锌、有机磷等。

5. 循环系统表现

心律失常：如洋地黄，茶碱类。

心搏骤停：如洋地黄、茶碱类是直接作用于心肌；窒息性毒物导致缺氧；钡盐、棉酚导致低钾血症。

6. 泌尿系统表现

急性肾衰竭。

7. 血液系统表现

溶血性贫血：砷化氢。

白细胞减少和再生障碍性贫血：氯霉素、抗肿瘤药。

血液凝固：敌鼠、蛇毒。

（五）治疗方案

1. 治疗原则

（1）立即脱离中毒现场。

（2）清除进入人体内已被吸收或尚未被吸收的毒物。

（3）如有可能，选用特效解毒药。

（4）对症支持治疗。

2. 治疗方法

（1）立即脱离中毒现场。

1）如为接触或吸入性中毒，应立即将中毒者搬离中毒场所，脱去污染衣服，以温开水洗净皮肤表面的毒物。

2）如有创面，应将创面洗净，敷药、包扎。

（2）清除体内尚未被吸收的毒物。

1）清除胃肠道尚未被吸收的毒物。

催吐。

适应证：神志清楚而能合作者。

禁忌证：昏迷、惊厥，进食强腐蚀剂、煤油、汽油等患者忌用；年老体弱、妊娠、高血压、心脏病、门静脉高压症等患者慎用。

方法：用手指或压舌板，或用 500 mL 凉开水加食盐 60 g，灌服，连服 3 ～ 4 次，服后刺激咽后壁，使患者呕吐，反复多次。

洗胃。

适应证：昏迷和不合作者，应尽早进行，一般服毒后 2 ～ 4 小时内有效。

禁忌证：腐蚀性毒物（如强酸或强碱）中毒者忌用。

方法：（有胃管法、注射器法和洗胃机洗胃法）。

多用近体温清水洗胃。洗胃液应反复洗出至液体清亮、无味为止。

导泻。

适应证：适用于服毒超过 4 小时，洗胃后使用。

方法：导泻可用明矾 6 g（先煎）、大黄 6 g（后下）煎水 250 mL，冲服风化硝 6 g 或番泻叶 30 g 泡水冲服。也可用芒硝或硫酸镁 20 ～ 30 g，溶于温开水中顿服，或洗胃后从胃管灌入。一般禁用油类导泻，以免促进脂溶性毒物的吸收。中枢神经系统严重抑制的昏迷患者，禁用硫酸镁导泻，镁离子对中枢神经系统有抑制作用。

灌肠。

适应证：除腐蚀性毒物中毒外，适用于口服中毒超过 6 小时以上、导泻无效者及抑制肠蠕动的药物（如巴比妥类、颠茄类、阿片类）。

方法：用 1% 的肥皂水 5000 mL，高位连续多次灌肠。

2）清除皮肤、眼内及伤口的毒物。清洗皮肤和毛发；毒物溅入眼内，立即用清水冲洗；毒蛇咬伤者，应迅速捆扎伤口近心端，并彻底冲洗伤口及周围皮肤，清除伤口内可能存留的毒牙，反复冲洗，挤出伤口中残存的毒液。

（3）促进已吸收毒物的排出。

1）利尿：大量饮水或静脉输液（用 5% 葡萄糖生理盐水和

5% 葡萄糖注射液交替使用，每小时 200 ～ 400 mL）可稀释毒物的浓度，增加尿量，加速毒物的排出。同时可用渗透性利尿剂如 20% 的甘露醇 125 ～ 250 mL，快速静脉点滴，或呋塞米 20 ～ 40 mg，静脉注射。

2）吸氧：一氧化碳中毒时，吸氧可促使碳氧血红蛋白离解，加速一氧化碳排出。高压氧治疗是一氧化碳中毒的特效疗法。

3）透析疗法：氯酸盐、重铬酸盐能损害肾脏引起急性肾衰，是血液透析的首选指征。

4）血液灌流：血液流过装有活性炭或树脂的灌流柱，毒物被吸附后，血液再输回患者体内。此法能吸附脂溶性或与蛋白质结合的化学物，能清除血液中巴比妥类、百草枯等。应注意，血液在灌流中，其正常成分如血小板、白细胞、凝血因子、葡萄糖及二价阳离子也能被吸附排出，因而需要监测和补充。

3. 解毒剂的应用

（1）一般解毒剂：如强酸食物中毒者服用氧化镁、镁乳、氢氧化铝凝胶等；强碱食物中毒者服 1% 醋酸，稀释的食醋，柠檬水，橘子水；或用 0.2% ～ 0.5% 活性炭混悬液（为强吸附剂），结合催吐、洗胃进行，可阻滞毒物吸收，适用于有机磷及无机物中毒，但对氰化物中毒无效。

（2）特殊解毒剂。

1）金属中毒解毒药。①依地酸二钠：用于治疗铅中毒。用法：每日 1 g 加入 5% 葡萄糖注射液 250 mL 中稀释后静脉滴注。用药 3 天为一疗程，休息 3 ～ 4 天后可重复使用。②二巯丙醇：用于治疗砷、汞中毒。用法：急性砷中毒，第 1 ～ 2 天 2 ～ 3 mg/kg，每 4 ～ 6 小时 1 次，肌肉注射，第 3 ～ 10 天，每日 2 次。③二巯丁二钠：用于治疗锑、铅、砷、汞铜中毒。用法：每日 1 ～ 2 g 静脉滴注或肌肉注射，连用 3 天，停药 4 天为一疗程。

2）高铁血红蛋白血症解毒药。亚甲蓝（美蓝），用于治疗亚硝酸盐、苯胺、硝基苯等中毒引起的高铁红蛋白血症。方法：用 1% 亚甲蓝 5 ～ 10 mL（1 ～ 2 mg/kg）静脉注射，如有必要，可重复使用。

注意：药液注射外渗时易引起坏死。使用大剂量时（10 mg/kg）效果相反，可产生高铁红蛋白血症。

3）氰化物中毒解毒药。亚硝酸盐—硫代硫酸钠法。机制：适量的亚硝酸盐使血红蛋白氧化，产生一定量的高铁血红蛋白；后者与血液中氰化物形成氰化高铁血红蛋白，高铁血红蛋白还能夺取已与氧化型细胞色素氧化酶结合的氰离子；氰离子与硫代硫酸钠作用，转变为毒性低的硫氰酸盐排出体外。用法：立即给予亚硝酸异戊酯吸入，3% 亚硝酸钠溶液 10 mL 缓慢静脉 注射。随即用 25% 硫代硫酸钠 50 mL 缓慢静脉注射。

4）有机磷农药中毒解毒药。用阿托品、氯磷定或解磷定。

5）中枢神经抑制剂解毒药。①纳洛酮：纳洛酮为吗啡受体拮抗剂，是阿片类麻醉药的解毒药，对麻醉镇痛药引起的呼吸抑制有特异的拮抗作用。近来发现其对急性酒精中毒有催醒作用，有人试用于其他镇静催眠药安定等中毒，也取得一定效果。②氟马西尼：氟马西尼是苯二氮䓬类中毒的拮抗药。

4.对症支持治疗

很多急性中毒并无特殊解毒疗法，对症支持治疗很重要，可帮助危重患者渡过难关，重要的在于保护生命脏器，使其恢复功能。急性中毒患者应卧床休息，保暖。应密切注意观察患者的神志、呼吸、循环等情况，给予相应处理。

（张　峰）

二十、电解质紊乱

电解质广泛存在于人体的各类组织中，是构成人体组织和细胞内外环境的媒介，是人体组织和细胞维持生理功能和新陈代谢的基础。电解质主要包括钾、钠、钙、镁等阳离子，以及氯、碳酸氢根等阴离子，当其中某个或多个离子的数值不在正常范围内，即称为电解质紊乱。轻度电解质紊乱多容易纠正，如出现重症电解质紊乱，极易出现心、脑功能受损，严重的可导致恶性心律失常继而危及生命。

疾病类型：根据电解质异常的种类，可分为 5 种类型，其中比较常见的为以下两种。

钠代谢紊乱：包括高 / 低钠血症，是临床上最为常见的一种电解质紊乱，常见于老年患者和有心力衰竭、肾功能异常的患者。

钾代谢紊乱：包括高 / 低钾血症，临床上相对较为常见的一种电解质紊乱，常见于心力衰竭和肾功能异常的患者。

（一）钠代谢紊乱

诊断标准：正常人血清钠离子浓度范围为：135 ～ 145 mmol/L，血清钠低于 135 mmol/L 称为低钠血症，血清钠高于 145 mmol/L 为高钠血症。

1. 低钠血症

（1）低钠血症分度（表 2–17）。

表 2–17　低钠血症分度

轻度低钠血症	血清钠 130 ～ 135 mmol/L
中度低钠血症	血清钠 125 ～ 129 mmol/L
重度低钠血症	血清钠 < 125 mmol/L

（2）低钠血症临床表现（表 2–18）。

表 2–18　低钠血症不同分度临床表现

轻度症状	血钠大于 120 mmo/L 一般不会出现症状，或症状较为隐匿，可表现为不引人注意的注意力不集中
中度症状	恶心、意识混乱，头痛 血清钠 110 ～ 125 mmol/L 患者症状明显且严重
重度症状	呕吐、呼吸窘迫、嗜睡、癫痫样发作、昏迷（格拉斯哥评分 ≤ 8 分），血清钠在 48 小时迅速下降至 120 mmol/L 可发生脑水肿

（3）诊断流程。

（4）治疗（图 2-23）。

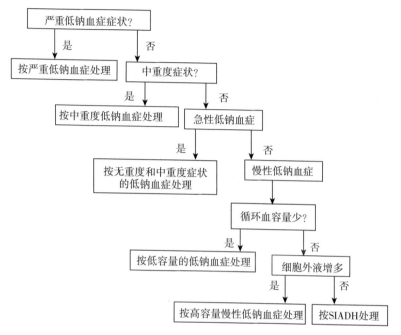

图 2-23 低钠血症诊疗流程

1）病因治疗。如能判断出肿瘤患者低钠血症的病因，患者病情又允许，可考虑先进行病因纠正治疗。虽然低钠血症的严重程度并不取决于肿瘤的分期及部位。但一些情况下对病因的纠正治疗能起到较大的作用。例如 SIADH 引起的低钠血症的复发意味着肿瘤的复发。针对肿瘤有效的综合治疗，血清钠会上升到正常水平；由药物引起的，调整用药剂量或停药后患者血浆钠恢复正常；细胞外液减少和脑性盐耗综合征引起的，补盐补水即可纠正。

2）不同情况下低钠血症治疗。

严重低钠血症：这种情况下患者出现症状较重，患者血清

钠 < 125 mol/L，情况往往较为危急，指南的治疗建议也相对复杂，需要分三步走。

严重低钠血症第 1 小时治疗如下。

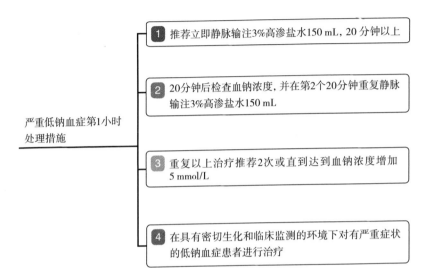

1 小时后血钠升高 5 mmol/L，并且患者症状改善的治疗如下。

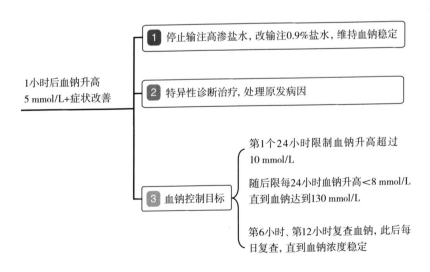

1 小时后血钠升高 5 mmol/L，但患者症状无改善的治疗如下。

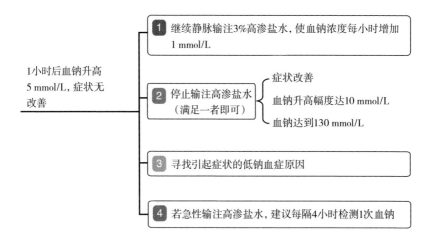

严重低血钠症管理建议如下。

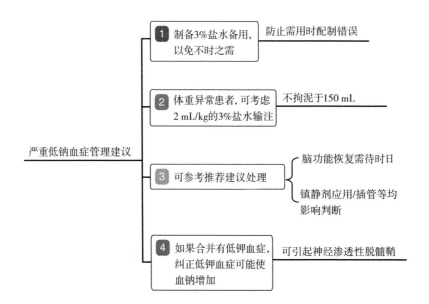

中重度低钠血症：血清钠 ≤ 129 mol/L，其治疗如下。

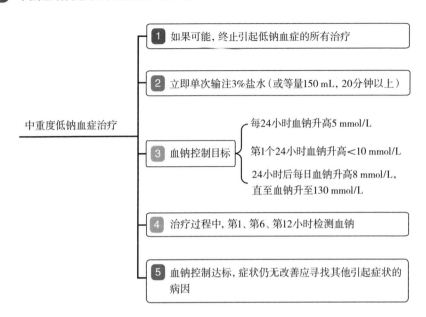

无中重度症状的急性低钠血症：患者无恶心、呕吐、头痛及意识障碍，但血钠在 48 小时内急剧下降，其治疗如下。

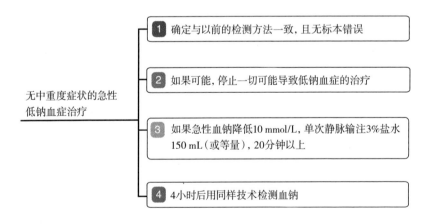

无中重度症状的慢性低钠血症：患者无恶心、呕吐、头痛、意识障碍，但血钠下降超过 48 小时，其治疗如下。

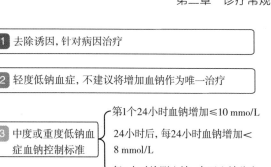

高容量低钠血症：其治疗如下。

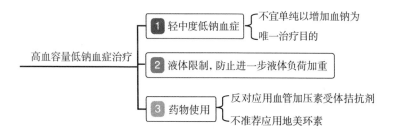

抗利尿激素分泌失调综合征（SIADH）：其治疗如下。

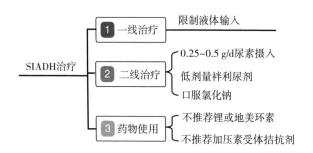

脑性耗盐综合征（CSWS）：其治疗如下。

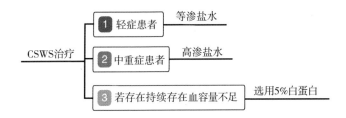

（5）注意事项。

1）尿量突然增加（＞100 mL/h）时，建议每2小时监测血钠。

2）《中国2007年版低钠血症诊治指南》认为，在慢性低钠血症治疗过程中，应控制血钠升高24小时＜10～12 mmol/L，在48小时＜18 mmol/L，以避免渗透性脱髓鞘综合征的发生。脱髓鞘综合征患者临床上可出现偏瘫、四肢瘫、延髓性麻痹、呼吸肌麻痹及闭锁综合征、昏迷等意识改变。一些患者可表现为无力及构音障碍。

3）增加溶质摄入的措施，推荐每日摄入0.25～0.5 g/d尿素，添加甜味物质改善口味。可制备如下袋装尿素口服剂：尿素10 g+碳酸氢钠2 g+柠檬酸1.5 g+蔗糖200 mg，溶于50～100 mL水中。

4）如低钠血症被过快纠正应采取以下措施。①如果第1个24小时血钠增加幅度＞10 mmol/L，第2个24小时＞8 mmol/L，建议立即采取措施降低血钠。②建议停止积极的补钠治疗。③建议请有关专家会诊以讨论是否可以开始在严密尿量及液体平衡监测下以＞1小时的时间，10 mL/kg的速度输注不含电解质液体（如葡萄糖溶液）。④建议请专家会诊，讨论是否可以静注去氨加压素2 g，间隔时间不少于8小时。

（二）高钠血症

1. 治疗原则

血钠下降速度要慢：要求24小时下降10～12 mmol/L，但也不要小于 6 mmol/L。

2. 确定补水量

应补水量 = 0.6（男）/0.5（女）×kg（生病前体重）×［（血钠 /140–1］，单位：L

3. 推荐恢复经口 / 鼻胃管 / 空肠管进水

每日≥1 L。

4. 补液制剂

低容量高钠血症：0.9% 氯化钠注射液 /5% 葡萄糖注射液 / 0.45% 氯化钠注射液 / 纯净水（肠内）；高容量高钠血症（潴留型）：可以应用呋塞米 / 纯净水（肠内）/5% 葡萄糖注射液。

（三）钾代谢紊乱

诊断标准：正常人血清钾离子浓度范围为 3.5 ～ 5.5 mmol/L，血清钾低于 3.5 mmol/L 称为低钾血症，血清钾高于 5.5 mmol/L 为高钾血症。

1. 低钾血症

（1）低钾血症分度（表 2–19）。

表 2–19 低钾血症分度

轻度低钾血症	血清钾 3.0 ～ 3.5 mmol/L
中度低钾血症	血清钾 2.5 ～ 3.0 mmol/L
重度低钾血症	血清钾 < 2.5 mmol/L

成人每天对钾的生理需求量为 3 ～ 4 g，而不是 3 ～ 4 g 氯化钾，氯化钾的分子量是 74.5，钾的分子量是 39，所以成人每天生理需求氯化钾的量为 6 ～ 7 g。氯化钾的每日生理需要量为 10% 氯化钾 60 ～ 70 mL。

（2）补钾原则。补钾口诀三六九：轻度低钾一天要额外补充氯化钾 3 g，中度低钾一天要额外补充氯化钾 6 g，重度低钾一天要额外补充氯化钾 9 g。

补钾基本原则：低浓度、慢速度，见尿补钾，尽量口服。

原则一：低浓度、慢速度。关于浓度方面，第15版《实用内科学》要求补钾溶液浓度为 20 ～ 40 mmol/L（例如：补钾溶液如氯化钾，氯化钾分子量是 74.5，如果使用氯化钾补钾，氯化钾浓度为 1.5 ～ 3.0 g/L），所以 1000 mL 的液体中氯化钾不能超过 3 g，这是循证医学摸索出来的安全浓度，也是大家的共识。这种浓度原则在重症患者中不适用，所以就需要精确地静脉微量输注泵从中心静脉泵入补钾，补钾速度方面第15版《实用内科学》，提到补钾速度不超过 10 ～ 20 mmol/h（不超过 0.75 ～ 1.5 g/h）。

原则二：见尿补钾。钾基本上是通过尿液排泄的，补钾时必须检查患者肾功能和尿量。在血容量减少、周围循环衰竭、休克致肾功能障碍时，除非有严重心律紊乱或呼吸肌麻痹等紧急情况，均应待补充血容量、排尿达到 30 ～ 40 mL/h 后，始予补钾。

原则三：尽量口服。口服补钾具有简单、安全、廉价、易行的优势，是临床最常见的补钾方式，口服补钾以氯化钾为首选，其中因氯化钾溶液比片剂易吸收而更受临床医师喜爱。

由于不是每个医院都有口服的氯化钾溶液，所以有些医师便将氯化钾注射液直接口服，虽然这种用法在说明书上未找到依据，但是临床上可以普遍见到。也有学者将氯化钾溶液及氯化钾注射液研究对比，口服氯化钾注射液者无不适主诉，且未发现任何不良反应，治疗效果值得肯定。鉴于氯化钾注射液口感差，有较多的胃肠道反应，宜用果汁、牛奶或是蜂蜜稀释于餐内服用。

2.高钾血症

（1）治疗目标。一旦发现高钾血症，应立即停止补钾，积极采取保护心脏的急救措施；促使钾向细胞内转移；排出体内过多的钾，以降低血清钾浓度。

按发挥作用的时间来看，高钾血症的急救目标如下。

优先级：尽快在数分钟内稳定细胞膜。

次优先级：在接下来的 30 ~ 90 分钟内使钾移入细胞内。

后续疗法：进行较长期的钾浓度监控，并将潴留在体内的多余钾离子排出体外。

（2）治疗方法。

1）稳定细胞膜：钙剂治疗。静脉注射 10％葡萄糖酸钙 10 ~ 20 mL（可重复使用），或 10％葡萄糖酸钙 30 ~ 40 mL 加入液体中滴注，静脉注射后约 1 ~ 3 分钟即可见效，效果持续达 30 ~ 60 分钟。假如患者心电图没有改善，可以在 5 ~ 10 分钟后再追加一次注射。钙离子可以兴奋心肌细胞，且能拮抗高钾离子对心肌细胞膜电冲动的抑制作用，使阈电位恢复正常。注意：使用洋地黄类药物者应慎用。

2）将钾离子移入细胞内，这种措施发挥作用的时间慢一些，多在半小时后起效。①葡萄糖加胰岛素：10 ~ 20 U 加在 25 ~ 50 g 葡萄糖注射液中（5％ ~ 10％葡萄糖注射液），有效的话，血钾浓度会在 15 ~ 30 min 内下降 0.5 ~ 1.5 mmol/L，效果持续 4 ~ 6 小时，必要时 6 小时后再重复一次。胰岛素可促进葡萄糖在细胞的线粒体内氧化而消耗细胞内钾，高渗葡萄糖和胰岛素可以促进糖原合成，使钾离子向细胞内移动，加葡萄糖还可防止胰岛素造成的低血糖，所以如果患者有高血糖的现象，就不应使用葡萄糖注射液。②碱化治疗：5％碳酸氢钠溶液 100 ~ 250 mL 静脉快速滴注，或 5％碳酸氢钠溶液 10 ~ 20 mL 静脉注射。静脉注射后 5 ~ 10 分钟起效，效果持续到滴注完后 2 小时。

3）将钾离子排出体外。①袢利尿剂：呋塞米可促使 K^+ 从肾脏排出。使用方法：静脉注射 40 ~ 80 mg，但肾功能障碍时效果欠佳。②阳离子交换树脂：促进 Na^+ 和 K^+ 在肠道的交换，离子交换树脂可用降钾树脂。使用方法：口服 25 g，2 ~ 3 次。如不能口服，可以灌肠，剂量为 50 g，每 6 ~ 8 小时 1 次。降钾树脂口服 1 ~ 2 小时、灌肠 4 ~ 6 小时后起效，每 50 g 可使血钾下降 0.5 ~ 1.0 mmol/L。除恶心、便秘等不良反应外，本药还同时可使 Ca^{2+} 从肠道排出。另外，树脂中所含 Na^+ 与血 K^+ 交换后进入体内，用于心功能不全者有可能促使心力衰竭产生。③透析：在严重的肾衰竭或是上述方法无效时应用。透析为最快和最有效的方法。可采用血液透析或腹膜透析。

（于潇杰）

参考文献

[1] 中华医学会心血管病学分会.急性 ST 段抬高型心肌梗死诊断和治疗指南（2019）[J].中华心血管病杂志，2019（10）：766–783.

[2] 张敏州，丁邦晗，林谦.急性心肌梗死中医临床诊疗指南[J].中华中医药杂志，2021（7）：4119–4127.

[3] 中华医学会心血管病学会分，中国生物医学工程学会心律分会.抗心律失常药物临床应用中国专家共识[J].中华心血管病杂志，2023，51（3）：256–269.

[4] 中华医学会心电生理和起搏分会，中国医师协会心律学专业委员会.室性心律失常中国专家共识基层版[J].中华心律失常学杂志，2022（2）：106–126.

[5] 中国医师协会急诊医师分会.中国急诊高血压诊疗专家共识（2017 修订版）[J].中国实用内科杂志，2018（5）：421–433.

[6] 何新华，杨艳敏，郭树彬，等.中国高血压急症诊治规范[J].中国急救医学，2020（9）：795–803.

[7] 中国医师协会心血管外科分会大血管外科专业委员会.主动脉夹层诊断与治疗规范中国专家共识[J].中华胸心血管外科杂志，2017（11）：641–654.

[8] 周旻，符伟国.Stanford B 型主动脉夹层诊断和治疗中国专家共识（2022 版）[J].中国实用外科杂志，2022（4）：370–379，387.

[9] 中华医学会，中华医学会杂志社，中华医学会全科医学分会.急性心力衰竭基层诊疗指南（实践版·2019）[J].中华全科医师杂志，2019（10）：931–935.

[10] 陈玉国，朱继红，裴红红，等.中国急诊急性心力衰竭单元建设与管理专家共识[J].中国急救医学，2019（6）：532–537.

[11] 刘晓伟，马涛.严重急性低氧性呼吸衰竭急诊治疗专家共识[J].中华急诊医学杂志，2018（8）：844–849.

[12] 邢斌.支气管哮喘急性发作评估及处理中国专家共识[J].中华内科杂志，

2018（1）：4-14.

[13] 中华医学会. 成人社区获得性肺炎基层诊疗指南（2018 年）[J]. 中华全科医师杂志，2019（2）：117-126.

[14] 中华医学会. 成人社区获得性肺炎基层合理用药指南 [J]. 中华全科医师杂志，2020（9）：783-791.

[15] 中华医学会心血管病学分会，中国医师协会心血管内科医师分会肺血管疾病学组，中国肺栓塞救治团队（PERT）联盟. 急性肺栓塞多学科团队救治中国专家共识 [J]. 中华心血管病杂志，2022（1）：25-35.

[16] 李晓桐，翟所迪，王强，等.〈严重过敏反应急救指南〉推荐意见 [J]. 药物不良反应杂志，2019（2）：85-91.

[17] Cecconi M, Evans L, Levy M, Rhodes A. Sepsis and septic shock[J]. Lancet, 2018 Jul 7, 392(10141): 75-87.

[18] 中国医师协会急诊医师分会. 中国急诊感染性休克临床实践指南 [J]. 中华急诊医学杂志，2016（3）：274-287.

[19] 曹钰，柴艳芬，邓颖，等. 中国脓毒症 / 脓毒性休克急诊治疗指南（2018）[J]. 临床急诊杂志，2018（9）：567-588.

[20] 李志军，王东强，李银平. 脓毒性休克中西医结合诊治专家共识 [J]. 中华危重病急救医学，2019（11）：1317-1323.

[21] 徐军，戴佳原，尹路. 急性上消化道出血急诊诊治流程专家共识 [J]. 中国急救医学，2021（1）：1-10.

[22] 中华消化外科杂志编辑委员会. 急性非静脉曲张性上消化道出血多学科防治专家共识（2019 版）[J]. 中华消化外科杂志，2019（12）：1094-1100.

[23] 中华医学会外科学分会胰腺外科学组. 中国急性胰腺炎诊治指南（2021）[J]. 浙江实用医学，2021（6）：511-519，535.

[24] 李军祥，陈誩，唐文富. 急性胰腺炎中西医结合诊疗共识意见（2017 年）[J]. 中国中西医结合消化杂志，2017（12）：901-909.

[25] 王国兴，肖红丽，任恩峰. 急性胰腺炎急诊诊断及治疗专家共识 [J]. 临床肝胆病杂志，2021（5）：1034-1041.

[26] Mishra R C, Sodhi K, Prakash K C, et al. ISCCM Guidelines on Acute Kidney Injury and Renal Replacement Therapy[J]. Indian J Crit Care Med. 2022 Oct, 26(Suppl 2): S13-S42.

[27] Kellum J A, Lameire N, KDIGO AKI Guideline Work Group[J]. Diagnosis, evaluation, and management of acute kidney in jury: a KDIGO summary(Part 1). Crit Care. 2013 Feb 4, 17(1): 204.

[28] 中国医学会急诊医学分会卒中学组，中国老年医学学会急诊医学分会，中国卒中学会急救医学分会.急性缺血性脑卒中急诊急救中国专家共识2018[J].中国卒中杂志，2018（9）：956-967.

[29] 方邦江，李志军，李银平，等.中国急性缺血性脑卒中中西医急诊诊治专家共识[J].中华危重病急救医学，2018（3）：193-197.

[30] 中华医学会急诊医学分会，急性缺血性脑卒中侧支循环评估与干预中国急诊专家共识组.急性缺血性脑卒中侧支循环评估与干预中国急诊专家共识[J].中华急诊医学杂志，2022（10）：1310-1318.

[31] 中华医学会神经病学分会.中国脑出血诊治指南（2019）[J].中华神经科杂志，2019（12）：994-1005.

[32] Dhatariya K K, Umpierrez G E. Guidelines for managementof diabetic ketoacidosis: time to revise?[J] Lancet Diabetes Endocrinol, 2017, 5: 321-323.

[33] 黎敏，李超乾，卢中秋，等.急性中毒诊断与治疗中国专家共识[J].中华急诊医学杂志，2016（11）：1361-1375.

[34] 林果为，王吉耀，葛均波.实用内科学（第15版）[M].北京：人民卫生出版社，2017.

[35] 李剑，李小鹰，施红，等.老年患者低钠血症的诊治中国专家建议[J].中华老年医学杂志，2016（8）：795-804.

[36] 李华英，傅益永，悦光，等.体外生命支持组织：液体过负荷、急性肾损伤和电解质管理指南[J].发育医学电子杂志，2022（6）：401-408.

急诊常用量表

重症肺炎的判断标准

主要标准：

（1）气管插管需要机械通气。

（2）感染性休克经积极液体复苏后仍需要使用血管活性药物。

次要标准：

（1）呼吸频率≥30 次 / 分。

（2）PaO_2/FiO_2 ≤ 250 mmHg。

（3）多肺叶浸润。

（4）意识障碍和（或）定向障碍。

（5）血尿素氮≥ 20 mg/dL。

（6）白细胞减少症（WBC ＜ 4×10^9/L）。

（7）血小板减少症（PLT ＜ 100×10^9/L）。

（8）体温降低（中心体温＜ 36℃）。

（9）低血压需要液体复苏。

1 条主要标准；或 3 条及以上次要标准可以诊断。

美国传染病学会美国胸科协会 2007

中国 DIC 诊断积分系统（CDSS）

积分项				分数
存在导致 DIC 的原发病				2
临床表现	不能用原发病解释的严重或多发性出血倾向			1
	不能用原发病解释的微循环障碍或休克			1
	广泛性皮肤、黏膜栓塞，灶性缺血性坏死、脱落及溃疡形成或不明原因的肺、肾、脑等脏器功能衰竭			1
实验室指标	血小板计数	非恶性血液病	$\geqslant 100 \times 10^9/L$	0
			$(80 \sim 100) \times 10^9/L$	1
			$< 80 \times 10^9/L$	2
			24 小时内下降 $\geqslant 50\%$	1
		恶性血液病	$< 50 \times 10^9/L$	1
			24 小时内下降 $\geqslant 50\%$	1
	D-2 聚体	< 5 mg/L		0
		$5 \sim 9$ mg/L		2
		$\geqslant 9$ mg/L		3
	PT 及 APTT 延长	PT 延长 < 3 秒且 APTT 延长 < 10 秒		0
		PT 延长 $\geqslant 3$ 秒且 APTT 延长 $\geqslant 10$ 秒		1
		PT 延长 $\geqslant 6$ 秒		2
	纤维蛋白原	$\geqslant 1.0$ g/L		0
		< 1.0 g/L		1

注：非恶性血液病，每日计分 1 次，$\geqslant 7$ 分时可诊断 DIC；恶性血液病，临床表现第一项不参与评分，每日计分 1 次，$\geqslant 6$ 分时可诊断 DIC。

SOFA 评分标准

项目	评分				
	0	1	2	3	4
PaO_2/FiO_2 [mmHg (kPa)]	≥400 (53.3)	<400 (53.3)	<300 (40.0)	<200 (26.7) 且需机械通气	<100 (13.3) 且需机械通气
血小板计数 ($10^3/\mu L$)	≥150	<150	<100	<50	<20
血清胆红素浓度 [mg/dL (μmol/L)]	<1.2 (20)	1.2~1.9 (20~32)	2.0~5.9 (33~101)	6.0~11.9 (102~204)	>12.0 (204)
心血管功能	MAP ≥70 mmHg	MAP <70 mmHg	多巴胺<5.0 或 多巴酚丁胺(任意剂量)[a]	多巴胺 5.0~15.0 或 肾上腺素 ≤0.1 或 去甲肾上腺素 ≤0.1[a]	多巴胺 >15.0 或 肾上腺素 >0.1 或 去甲肾上腺素 >0.1[a]
格拉斯哥昏迷评分[b]	15	13~14	10~12	6~9	<6
血清肌酐浓度 [mg/dL (μmol/L)]	<1.2 (110)	1.2~1.9 (110~170)	2.0~3.4 (171~299)	3.5~4.9 (300~440)	>5.0 (>440)
尿量 (mL/d)				<500	<200

a: 血管活性药物剂量为 μg/(kg·min), 使用时间≥1小时; b: 格拉斯哥昏迷评分范围 3~15。

注: 对于感染或疑似感染的患者, 当 SOFA 评分较基线上升≥2分科诊断为脓毒症。

格拉斯哥昏迷评分（总分 15 分）

睁眼反应（4分）	自动睁眼 4 分
	呼之睁眼 3 分
	疼痛引起睁眼 2 分
	不睁眼 1 分
言语反应（5分）	定向正常 5 分
	应答错误 4 分
	言语错误 3 分
	言语难辨 2 分
	不言语 1 分
运动反应（6分）	能按指令动作 6 分
	对疼痛能定位 5 分
	能刺痛躲避 4 分
	刺痛肢体有屈曲的反应 3 分
	刺痛肢体有过伸的反应 2 分
	无动作 1 分

CRUB-65 评分

预测指标：满足 1 项得 1 分

（1）意识障碍。

（2）尿素氮 > 7 mmol/L。

（3）呼吸频率 ≥ 30 次 / 分。

（4）收缩压 < 90 mmHg，或舒张压 ≤ 60 mmHg。

（5）年龄 ≥ 65 岁。

死亡风险评估

0 ～ 1 分：低危，门诊治疗。

2 分：中危，建议住院治疗或严格随防下院外治疗。

3 ～ 5 分：高危，应住院治疗，部分需转诊。

洼田饮水试验

检查方法：患者端坐，喝下 30 mL 温开水，观察所需时间和呛咳情况。

1 级：能顺利地 1 次将水咽下。

2 级：分 2 次以上，能不呛咳地咽下。

3 级：能 1 次咽下，但有呛咳。

4 级：分 2 次以上咽下，但有呛咳。

5 级：频繁呛咳，不能全部咽下。

评定：

正常：1 级，5 秒以内。

可疑：1 级，5 秒以内或 2 级。

异常：3 ～ 5 级。

非瓣膜病性心房颤动脑卒中危险 CHA2 DS2-VASc 评分

简称	危险因素	评分
C-Congestive Heart Failure	充血性心力衰竭 / 左心功能不全	1
H-Hypertention	高血压	1
A-Age	年龄 ≥ 75 岁	2
D-Diabetes	糖尿病	1
S-Stroke	卒中 / TIA/ 血栓史	2
V-Vascular Disease	血管病变	1
A-Age	年龄 64 ～ 74 岁	1
S-Sex	性别（女）	1

注：血管疾病包括既往心肌梗死、外周动脉疾病、主动脉斑块。

补充：①积分 ≥ 2 分需要抗凝药物治疗。1 分推荐抗凝，可用阿司匹林或者抗凝治疗。0 分不需抗栓。②需要注意的是，高龄（≥ 75 岁）患者抗凝血并发症较年轻者增加 1 倍，因此需要充分权衡获益 / 风险比。同时控制欠佳的高血压患者也应注意抗凝导致的出血并发症。

出血风险评估 HAS-BLED 评分

简称	危险因素	评分
H-Hypertension	高血压	1
A-Abnormal renal and liver function	肝、肾功能异常	1 或 2
S-Stroke	卒中史	1
B-Bleeding	出血	1
L-Labile INR	INR 易波动	1
E-Elderly	高龄 > 65 岁	1
D-Drug and alcohol	药物（抗血小板药 /NSAIDs）和嗜酒	1 或 2

注：最高 9 分。高血压定义为收缩压 > 160 mmHg（1 mmHg=0.133 kPa）；肝功能异常定义为慢性肝病（如肝纤维化）或胆红素 > 2 倍正常值上限，丙氨酸氨基转移酶 > 3 倍正常值上限；肾功能异常定义为慢性透析或肾移植或血清肌酐 > 200 mmol/L；出血指既往有出血史和（或）出血倾向；国际标准化比值（INR）易波动指 INR 不稳定，在治疗窗内的时间 < 60%；药物指合并应用抗血小板药物或非甾体类抗炎药。

补充：① HAS-BLED 评分用于出血风险的评估时，应避免将出血危险因素等同于抗凝治疗的禁忌证（例如有房颤的患者，平时饮酒及胃出血病史，可以先戒酒及治好胃病，评分自然下降）。②不能仅依靠这些评分就将患者排除在抗凝治疗之外。③出血高危人群往往也是栓塞高危人群，抗凝治疗对多数患者仍增加净获益。④积分 ≥ 3 分时提示出血"高危"，出血高危患者无论接受华法林还是阿司匹林治疗，均应谨慎，并在开始抗栓治疗之后，加强复查。

（于潇杰）

急诊科常用方剂

（一）解表类

1. 麻黄汤（《伤寒论》）

【组成】麻黄 10 g，桂枝 6 g，杏仁 10 g，炙甘草 3 g。

【功效】发汗解表，宣肺平喘。

【说明】麻黄汤是为太阳病风寒表实证而设，具有较强的发汗解表、散寒驱邪能力。其中麻黄发汗解表、宣肺平喘，为主药；桂枝发汗解肌、温经通阳，为臣药；杏仁协助麻黄平喘，并能监制其升散太过，为佐药；甘草调和诸药，为使药。

（1）辨证要点：临床应用以恶寒发热，无汗而喘，脉浮紧为辨证要点。

（2）加减变化：若喘急胸闷、咳嗽痰多，表证不甚者，去桂枝，加苏子、半夏以化痰止咳平喘；若鼻塞流涕重者，加苍耳子、辛夷以宣通鼻窍；若夹湿邪而兼见骨节酸痛，加苍术、薏苡仁以祛风除湿；兼里热之烦躁、口干，酌加石膏、黄芩以清泄郁热。

（3）现代运用：本方常用于感冒、流行性感冒、急性支气管炎、支气管哮喘等属风寒表实证者。

2. 桂枝汤（《伤寒论》）

【组成】桂枝 10 g，白芍 10 g，炙甘草 6 g，生姜 10 g，大枣 4 枚。

【功效】解肌发表，调和营卫。

【说明】桂枝汤是为太阳病风寒表虚证而设。方中以桂枝解表通阳，为主药，以白芍敛阴和营，为辅药，二药一散一收，有调和营卫之功。生姜助桂枝散邪，大枣助白芍和营，同为佐药。甘草调和诸药，为使药。

（1）辨证要点：临床应用以恶风，发热，汗出，脉浮缓为辨证要点。

（2）加减变化：恶风寒较甚者，宜加防风、荆芥、淡豆豉疏散风寒；体质素虚者，可加黄芪益气，以扶正祛邪；兼见咳喘者，宜加杏仁、苏子、桔梗宣肺止咳平喘。

（3）现代运用：本方常用于感冒、流行性感冒、原因不明的低热、产后及病后的低热、妊娠呕吐、多形性红斑、冻疮、荨麻疹等属营卫不和者。

3. 银翘散（《温病条辨》）

【组成】银花 30 g，连翘 30 g，桔梗 18 g，薄荷 18 g，竹叶 12 g，甘草 15 g，荆芥穗 12 g，淡豆豉 15 g，牛蒡子 18 g，为散，每服 18 g。作汤剂时按原方比例酌减剂量。

【功效】辛凉透表，清热解毒。

【说明】本方为辛凉平剂，用于风热表证。方中银花、连翘辛凉透表、清热解毒，共为主药；薄荷、荆芥穗、淡豆豉散邪透热，为辅药；桔梗、牛子、甘草利咽散结，竹叶、芦根清热生津，均为佐药。甘草兼以为使药。

（1）辨证要点：临床应用以发热，微恶寒，咽痛，口渴，脉浮数为辨证要点。

（2）加减变化：渴甚者，为伤津较甚，加天花粉生津止渴；项肿咽痛者，系热毒较甚，加马勃、玄参清热解毒，利咽消肿；衄者，由热伤血络，去荆芥穗、淡豆豉之辛温，加白茅根、侧柏炭、栀子炭凉血止血；咳者，是肺气不利，加杏仁苦降肃肺以加强止咳之功；胸膈闷者，乃夹湿邪秽浊之气，加藿香、郁金芳香化湿，辟秽祛浊。

（3）现代运用：本方广泛用于急性发热性疾病的初起阶段，如感冒、流行性感冒、急性扁桃体炎、上呼吸道感染、肺炎、麻疹、流行性脑膜炎、乙型脑炎、腮腺炎等辨证属温病初起，邪郁肺卫者。

（二）泻火类

1. 二妙散（《丹溪心法》）

【组成】炒黄柏、苍术各等分，为末，每服 6 g。也可做汤剂内服。

【功效】清热燥湿，泻火坚阴。

【说明】本方原为治疗湿热下注诸症。方中黄柏苦寒清热，燥湿，坚阴；苍术苦温，健脾燥湿。二药合用，清热燥湿力量较强，并有泻火坚阴之功。

（1）辨证要点：临床应用以足膝肿痛，小便短赤，舌苔黄腻为辨证要点。

（2）加减变化：运用本方宜根据病证之不同适当加味。湿热痿证，可加豨莶草、木瓜、萆薢等祛湿热，强筋骨；湿热脚气，宜加薏苡仁、木瓜、槟榔等渗湿降浊；下部湿疮、湿疹，可加赤小豆、土茯苓等清湿热，解疮毒。

（3）现代运用：本方适用于风湿性关节炎、阴囊湿疹、阴道炎等属湿热下注者。

2. 八正散（《太平惠民和剂局方》）

【组成】瞿麦、木通、车前子、萹蓄、滑石、炙甘草、山栀子、大黄各等分。为粗末，每服 6～10 g，灯心草为引，煎水送服。也可为汤剂内服。

【功效】清热泻火，利水通淋。

【说明】八正散是治疗热淋的有效方剂。方中瞿麦清热凉血、利水通淋，为主药；木通、萹蓄、车前子、滑石、灯心草清热利湿、通淋利窍，为辅药；栀子、大黄清热泻火、泄热下行，为佐药；甘草以其甘温之性，调和诸药，并监制全方苦寒，为使药。

（1）辨证要点：临床应用以尿频尿急，尿时涩痛，舌苔黄腻，脉滑数为辨证要点。

（2）加减变化：本方苦寒清利，凡淋证属湿热下注者均可用之。若属血淋者，宜加生地、小蓟、白茅根以凉血止血；石淋，可加金钱草、海金沙、石韦等以化石通淋；膏淋，宜加萆薢、菖蒲以分清化浊。

（3）现代运用：常用于膀胱炎、尿道炎、急性前列腺炎、泌尿系结石、肾盂肾炎、术后或产后尿潴留等属湿热下注者。

3. 清营汤（《温病条辨》）

【组成】犀角 2～3 g（锉末冲服或镑先煎，现代以水牛角代替，剂量为犀角的 3～10 倍，并根据病情调整用量，下同），生地黄 15 g，玄参 10 g，竹叶心 3 g，麦冬 10 g，丹参 6 g，黄连 5 g，银花10 g，连翘6 g。

【功效】清营解毒，透热养阴。

【说明】本方治证是温热之邪由气分传入营分，热灼营阴，而气分之邪尚未尽解。主要症状为身热夜甚，口渴或不渴，烦躁不寐，时有谵语，甚或斑疹隐隐，舌绛而干，脉细数等。方中犀角清营泻热，凉血解毒，为主药；玄参、生地、麦冬助犀角清营，兼能养阴，为辅药；黄连、竹叶、连翘、银花清气分之热，并透热外出，是为佐药；丹参活血散瘀，且引诸药入心而清热，以为使药。诸药合用，共奏清营解毒，透热养阴之效。

（1）辨证要点：临床应用以身热夜甚，神烦少寐，斑疹隐隐，舌绛而干，脉数为辨证要点。

（2）加减变化：若寸脉大，舌干较甚者，可去黄连，以免苦燥伤阴；若热陷心包而窍闭神昏者，可予安宫牛黄丸或至宝丹合用以清心开窍；若营热动风而见痉厥抽搐者，可配用紫雪，或酌加羚羊角（现代以山羊角代替）、钩藤、地龙以息风止痉；若兼热痰，可加竹沥、天竺黄、川贝母之属，清热涤痰；营热多由气分传入，如气分热邪犹盛，可重用银花、连翘、黄连，或更加石膏、知母，及大青叶、板蓝根、贯众之属，增强清热解毒之力。

（3）现代运用：本方常用于脑炎、败血症、肠伤寒或其他热性病证属热入营分者。

4. 犀角地黄汤（《备急千金要方》）

【组成】犀角（锉末冲服或镑片先煎）2～3 g，生地30 g，芍药12 g，丹皮10 g。

【功效】清热凉血，养阴散瘀。

【说明】本方是治疗温病热入血分的经典方剂。温热邪气深入血分，热伤心阴，症见神昏谵语，身热夜甚。渴不欲饮；热迫血妄行，则见吐血、衄血、便血、尿血等症。方中犀角清心火而解热毒，直攻其邪，故为主药；生地清热凉血而滋阴液，并有止血作用，是为辅药；芍药和营泄热，丹皮凉血散瘀，协助犀角加强解毒化斑作用，为佐使药。四药相伍，方简而效彰，对热入血分之证甚为合拍。

（1）辨证要点：临床应用以各种失血，斑色紫黑，神昏谵语，身热舌绛为辨证要点。

（2）加减变化：若见蓄血、喜忘如狂者，系热燔血分，邪热与瘀血互结，可加大黄、黄芩，以清热逐瘀与凉血散瘀同用；郁怒而夹肝火者，加柴胡、黄芩、栀子以清泻肝火；用治热迫血溢之出血证，可酌加白茅根、侧柏炭、小蓟等，以增强凉血止血之功。

（3）现代运用：本方常用于重症肝炎、肝昏迷、弥漫性血管内凝血、尿毒症、过敏性紫癜、急性白血病、败血症等属血分热盛者。

（三）攻下类

1. 大承气汤（《伤寒论》）

【组成】大黄 12 g（后下），厚朴 15 g，枳实 15 g，芒硝 10 g（冲）。

【功效】峻下热结。

【说明】大承气汤是治疗阳明腑实证的代表方剂。症见大便秘结，腹部胀满，硬痛拒按，甚则潮热谵语，苔黄厚而干，脉沉实等。方中大黄苦寒泄热通便，荡涤肠胃，为主药；辅以芒硝咸寒泻热，软坚润燥；枳实、厚朴行气散结，推动结热下行，为佐药。诸药相伍，有较强的攻下泻热作用。

（1）辨证要点：临床应用以痞、满、燥、实四症，及舌红苔黄，脉沉实为辨证要点。

（2）加减变化：若兼气虚者，宜加人参以补气，以防泻下气脱；兼阴津不足者，宜加玄参、生地等以滋阴润燥。

（3）现代运用：本方常用于急性单纯性肠梗阻、粘连性肠梗阻、蛔虫性肠梗阻、急性胆囊炎、急性胰腺炎、幽门梗阻，以及某些热性病过程中出现高热、神昏谵语、惊厥、发狂而见大便不通、苔黄脉实者。

2. 大黄附子汤（《金匮要略》）

【组成】大黄 10 g，熟附子 12 g，细辛 6 g。

【功效】温阳通便。

【说明】本方主治寒实内结，阳气不运而致的大便难。方中附子温阳散寒，为主药；大黄荡涤内结，为辅药；细辛助附子以祛寒，佐大黄而制寒，为佐药。三药同用，共奏温下之功。

（1）辨证要点：临床应用以腹痛便秘，手足厥冷，苔白腻，脉弦紧为辨证要点。

（2）加减变化：腹痛甚，喜温，加肉桂温里祛寒止痛；腹胀满，可加厚朴、木香以行气导滞；体虚或积滞较轻，可用制大黄，以减缓泻下之功；如体虚较甚，加党参、当归以益气养血。

（3）现代运用：本方常用于急性阑尾炎、急性肠梗阻、睾丸肿痛、胆绞痛、胆囊术后综合征、慢性痢疾、尿毒症等属寒积里实者。

（4）使用：注意使用时大黄用量一般不超过附子。

（四）利湿类

1. 藿香正气散（《太平惠民和剂局方》）

【组成】藿香 90 g，苏叶、白芷、大腹皮、茯苓各 30 g，白术（土炒）、半夏曲、陈皮、厚朴（姜制）、桔梗、炙甘草各 60 g。为末，每服 10～12 g，生姜、大枣为引煎服。

【功效】解表和中，理气化湿。

【说明】本方为芳香化湿之剂，主治外感风寒、内伤湿滞。方中藿香芳香化湿，理气和中兼能解表，为主药；苏叶、白芷解表散寒兼化湿滞，为辅药；佐以厚朴、大腹皮去湿消滞，半夏曲、陈皮理气和胃，降逆止呕；桔梗宣肺利膈；使以苓、术、甘、枣益气健脾，以助运化。诸药合用，解外而和内，共奏解表和中、理气化湿之功。

（1）辨证要点：临床应用以恶寒发热，上吐下泻，舌苔白腻为辨证要点。

（2）加减变化：若表邪偏重，寒热无汗者，可加香薷以助解表；兼气滞脘腹胀痛者，可加木香、延胡索以行气止痛。

（3）现代运用：本方常用于急性胃肠炎或四时感冒属湿滞脾胃，外感风寒者。

2. 三仁汤（《温病条辨》）

【组成】杏仁 18 g，滑石 20 g，白通草 6 g，白蔻仁 6 g，竹叶 6 g，厚朴 6 g，薏苡仁 20 g，制半夏 18 g。

【功效】宣畅气机，清利湿热。

【说明】本方主治湿温初起，或暑湿邪在气分，症见头痛身重，面色淡黄，胸闷不饥，午后身热，舌白不渴，脉濡者。方中杏仁苦辛开上以通利肺气，白蔻辛苦宣中以化湿舒脾，薏仁甘淡导下以渗泄湿热，三者相须，分清三焦之湿，故同为主药；半夏、厚朴以除湿消痞，行气散满，为辅药；通草、滑石、竹叶清利湿热，为佐使药。诸药参伍，以疏利气机，宣畅三焦，上下分清，故对湿热内蕴，三焦同病者有良好疗效。

（1）辨证要点：临床应用以头痛恶寒，身重疼痛，午后身热，苔白不渴为辨证要点。

（2）加减变化：若湿温初起，卫分症状较明显者，可加藿香、香薷以解表化湿；若寒热往来者，可加青蒿、草果以和解化湿。

（3）现代运用：本方常用于肠伤寒、胃肠炎、肾盂肾炎、布鲁杆菌病、肾小球肾炎以及关节炎等属湿重于热者。

3. 五苓散（《伤寒论》）

【组成】猪苓 10 g，茯苓 10 g，白术 10 g，泽泻 12 g，桂枝 6 g。

【功效】化气利水，健脾祛湿。

【说明】本方原治内停水湿，外有风寒之证。方中茯苓、猪苓甘淡渗湿，通利小便，为主药；桂枝辛温，既能温化膀胱寒水而利小便，又能疏散表邪而治表证，为辅药；泽泻甘寒渗泄，白术苦温健脾行湿，均为佐使药。诸药合用，具有化气利水，健脾祛湿的功效。

（1）辨证要点：临床应用以小便不利，舌苔白，脉浮或缓为辨证要点。

（2）加减变化：若水肿兼有表证者，可与越婢汤合用；水湿壅盛者，可与五皮散合用；泄泻偏于热者，须去桂枝，可加车前子、木通以利水清热。

（3）现代运用：本方常用于急慢性肾炎、水肿、肝硬化腹水、心源性水肿、急性肠炎、尿潴留、脑积水等属水湿内停者

4. 真武汤（《伤寒论》）

【组成】熟附子 10 g，白术 6 g，茯苓 10 g，白芍 10 g，生姜 10 g。

【功效】温阳利水。

【说明】本方原为治少阴病有水气，腹痛，小便不利，四肢沉重疼痛，自下利等证。方中附子辛热，温壮肾阳，以散寒水，为主药；白术温运脾阳，健脾制水，为辅药。二药相配，使肾能主水，脾能制水。更佐茯苓之渗利，生姜之辛散，使水湿分道而消。方中使用芍药者，意在敛阴和营，缓急止痛，一是制约附、术之辛温苦燥，二是填补真阴之耗伤，故也为佐药。

（1）辨证要点：临床应用以小便不利，肢体沉重或浮肿，舌质淡胖，苔白脉沉为辨证要点。

（2）加减变化：若水寒射肺而咳者，加干姜、细辛温肺化饮，五味子敛肺止咳；阴盛阳衰而下利甚者，去芍药之阴柔，加干姜以助温里散寒；水寒犯胃而呕者，加重生姜用量以和胃降逆，可再加吴茱萸、半夏以助温胃止呕。

（3）现代运用：本方常用于慢性肾小球肾炎、心源性水肿、甲状腺功能低下、慢性支气管炎、慢性肠炎、肠结核等属脾肾阳虚，水湿内停者。

5. 实脾饮（《济生方》）

【组成】厚朴（姜制）、白术、木瓜、木香、草果仁、大腹皮、熟附子、茯苓、炮姜各 30 g，炙甘草 15 g。共为粗末，每服 12 g，姜、枣为引，水煎服。

【功效】温补脾肾，扶正利水。

【说明】实脾饮主治脾阳不足，累及肾阳的水肿。症见全身浮肿，腰以下尤甚，胸腹胀满，身重懒食，手足不温，口不渴，小便清，大便溏，舌苔滑腻，脉沉迟者。方中以附子、干姜为主药，温养脾肾，扶阳抑阴；配以厚朴、木香、大腹皮、草果仁下气导

滞，化湿利水；茯苓、白术、木瓜健脾和中，渗湿利水，共为辅药；使以甘草、生姜、大枣调和诸药，益脾温中。诸药相伍，温阳之中偏补脾土，以期脾实水制之效。

（1）辨证要点：临床应用以身半以下肿甚，胸腹胀满，舌淡苔腻，脉沉迟为辨证要点。

（2）加减变化：若气短乏力、倦惰懒言者，可加黄芪补气以助行水；小便不利，水肿甚者，可加猪苓、泽泻以增利水消肿之功；大便秘结者，可加牵牛子以通利二便。

（3）现代运用：本方常用于慢性肾小球肾炎、心源性水肿、肝硬化腹水等属于脾肾阳虚气滞者。

（五）固涩类

1. 桑螵蛸散（《本草衍义》）

【组成】桑螵蛸、远志、菖蒲、龙骨、党参、茯神、当归、龟甲（醋炙）各30 g。为末，每服6 g。近代多做汤剂内服。

【功效】调补心肾，固精止遗。

【说明】本方主要治疗肾虚不摄、心气不足所致的小便频数或遗尿，滑精，精神恍惚，健忘，舌淡苔白，脉沉迟细弱等。方中桑螵蛸补肾、固精、止遗，为主药；茯神、远志、菖蒲安神定志，为辅药；党参、当归益气补血；龙骨、龟甲壮水镇摄；同为佐使。诸药合用，有两调心肾，补益气血，安神定志，固精止涩的功效。

（1）辨证要点：临床应用以尿频或遗尿，心神恍惚，舌淡苔白，脉细弱为辨证要点。

（2）加减变化：方中加入益智仁、覆盆子等，可增强涩精缩尿止遗之力。若健忘心悸者，可加酸枣仁、五味子以养心安神；兼有遗精者，可加沙苑子、山萸肉以固肾涩精。

（3）现代运用：本方常用于小儿尿频、遗尿以及糖尿病、神经衰弱等属心肾两虚，水火不交者。

2. 真人养脏汤（《太平惠民和剂局方》）

【组成】人参、当归、白术各18 g，肉豆蔻（面裹煨）15 g，肉桂、炙甘草各 24 g，白芍药 48 g，木香 42 g，诃子肉 36 g，罂粟壳 112 g，为粗末，每服 6 ～ 10 g，水煎服。也可作汤剂内服。

【功效】温中补虚，涩肠止泻。

【说明】本方原治久泻、久痢，下痢赤白，里急后重，脾胃虚寒，脐腹作痛，或滑脱不禁，甚至脱肛，疲倦少食，舌淡白，脉迟细者。方中党参、白术益气健脾，为主药；肉蔻、肉桂温补脾肾以止泻，诃子、米壳涩肠固脱，共为辅药；佐以木香调气舒脾，归、芍养血和血；使以炙甘草益气和中，调和诸药，诸药配合，功能温中固涩，养已伤之脏气，故名"养脏"。

（1）辨证要点：临床应用以大便滑脱不禁，腹痛喜温喜按，食少神疲，舌淡苔白，脉迟细为辨证要点。

（2）加减变化：脾肾虚寒、手足不温者，可加附子以温肾暖脾；脱肛坠下者，加升麻、黄芪以益气升陷。

（3）现代运用：本方常用于慢性肠炎、慢性结肠炎、肠结核、慢性痢疾、痢疾综合征等日久不愈属脾肾虚寒者。

3. 四神丸（《证治准绳》）

【组成】破故纸 120 g，五味子、肉豆蔻（煨）各 60 g，吴茱萸 30 g，生姜 240 g，红枣 100 枚，如法炮制为丸，每服 10 ～ 20 g。也可作汤剂内服。

【功效】温肾暖脾，固肠止泻。

【说明】本方主治脾肾虚寒，五更泄泻，或久泻不止，腹中冷痛，不思饮食，食不消化，舌淡苔白，脉沉迟等。方中破故纸善补命门真火，以温养脾阳，为主药；辅以肉豆蔻暖脾涩肠；佐以吴茱萸温中祛寒，五味子酸敛固涩；使以生姜温胃散寒，大枣补脾养胃。诸药合用，共奏温肾暖脾，固肠止泻之效。

（1）辨证要点：临床应用以五更泄泻，不思饮食，舌淡苔白，脉沉迟无力为辨证要点。

（2）加减变化：本方合理中丸，可增强温中止泻之力。若腰酸肢冷较甚者，加附子、肉桂以增强温阳补肾之功。

（3）现代运用：本方常用于慢性结肠炎、肠结核、肠易激综

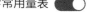

合征等属脾肾虚寒者。

（六）镇潜类

1. 镇肝熄风汤（《医学衷中参西录》）

【**组成**】怀牛膝 30 g，代赭石 30 g（先煎），生龙骨 15 g（先煎），生龟甲 15 g（先煎），生白芍 15 g，玄参 15 g，天冬 15 g，生牡蛎 15 g（先煎），川楝子 6 g，生麦芽 6 g，青蒿 6 g，甘草 5 g。

【**功效**】镇肝息风。

【**说明**】本方主治肝肾阴虚，肝阳上亢，甚至肝风内动所致的头目眩晕，目胀耳鸣，脑中热痛，心中烦热，面色如醉，或肢体渐觉不利，或口眼渐㖞斜，甚则眩晕颠仆，不省人事，移时始醒，偏身失用，脉弦长有力者。方中重用牛膝，滋养肝肾，引血下行，代赭石平肝潜阳，导气下行，二药同为主药。龙骨、牡蛎、龟板柔肝息风，重镇潜阳；玄参、天冬、白芍滋养阴液，增水涵木，均为辅药。青蒿、川楝子清泄肝火，麦芽调畅肝气，甘草和中益胃，均为佐使药。诸药相合，共奏镇肝息风之效。

（1）辨证要点：临床应用以头目眩晕，脑部热痛，面色如醉，脉弦长有力为辨证要点。

（2）加减变化：心中烦热甚者，加石膏、栀子以清热除烦；痰多者，加胆南星、竹沥水以清热化痰；尺脉重按虚者，加熟地黄、山茱萸以补肝肾；中风后遗有半身不遂、口眼㖞斜等不能复元者，可加桃仁、红花、丹参、地龙等活血通络。

（3）现代运用：本方常用于高血压、脑血栓形成、脑出血、血管神经性头痛等属于肝肾阴虚，肝风内动者。

2. 天麻钩藤饮（《杂病证治新义》）

【**组成**】天麻 10 g，钩藤 15 g，桑寄生 24 g，石决明 24 g（先煎），山栀子 10 g，黄芩 10 g，川牛膝 12 g，杜仲 10 g，益母草 12 g，夜交藤 15 g，茯苓 15 g。

【**功效**】平肝息风，滋阴清热。

【**说明**】本方主治肝阳上亢、肝风内动所致的头痛眩晕、耳鸣眼花、震颤、失眠，甚或半身不遂，舌红，脉弦数等症。方中天麻、钩藤平肝息风，为主药；辅以石决明潜阳，栀子、黄芩清热，牛膝、杜仲、寄生滋养肝肾；益母草活血清肝热，夜交藤养肝安心神，茯苓宁心渗脾湿，皆为佐使。诸药合用，共成滋阴清热，平肝息风之剂。

（1）辨证要点：临床应用以头痛，眩晕，失眠，舌红苔黄，脉弦为辨证要点。

（2）加减变化：眩晕头痛剧者，可酌加羚羊角、龙骨、牡蛎等，以增强平肝潜阳息风之力；若肝火盛，口苦面赤，心烦易怒，加龙胆草、夏枯草，以加强清肝泻火之功；脉弦而细者，宜加生地、枸杞子、何首乌以滋补肝肾。

（3）现代运用：本方常用于高血压、急性脑血管病、内耳性眩晕等属于肝阳上亢，肝风上扰者。

3. 大定风珠（《温病条辨》）

【组成】白芍20 g，阿胶（烊）10 g，生龟甲12 g，干地黄20 g，麻仁6 g，五味子6 g，生牡蛎12 g，麦冬（去心）20 g，炙甘草12 g，鸡子黄2枚，生鳖甲12 g。

【功效】滋阴息风。

【说明】本方主治热灼真阴，虚风内动，症见神倦，舌绛苔少，脉气虚弱，时时欲脱者，方中鸡子黄、阿胶滋阴养液以息内风，为主药；地黄、麦冬、白芍滋阴柔肝，龟甲、鳖甲、牡蛎育阴潜阳，共为辅药；炙甘草、五味子酸甘化阴，麻仁养阴润燥，均为佐使。诸药配合，共奏增液养阴，柔肝息风之效。

（1）辨证要点：临床应用以神倦瘛疭，舌绛苔少，脉虚弱为辨证要点。

（2）加减变化：若兼气虚喘急，加人参补气定喘；气虚自汗，加人参、龙骨、小麦补气敛汗；气虚心悸，加人参、小麦、茯神补气宁神定悸；若低热不退，加地骨皮、白薇以退虚热。

（3）现代运用：本方常用于眩晕、放疗后舌萎缩、甲亢、甲亢术后手足搐搦症、神经性震颤等属于阴虚风动者。

（七）理血类

1. 桃红四物汤（《医宗金鉴》）

【组成】当归6 g，赤芍药15 g，生地黄9 g，川芎9 g，桃仁9 g，红花9 g。

【功效】养血，活血，调经。

【说明】本方为妇科常用方剂，治妇女月经不调，痛经，经前腹痛，或经行不畅而有血块，色紫黯，或血瘀而致的月经过多及淋漓不净等。方中桃仁、红花活血散瘀，为主药；四物汤柔肝，养血活血，为辅佐。诸药合用，对血虚夹瘀诸证有较好疗效。

（1）辨证要点：临床应用以面色无华，唇甲色淡，舌淡，脉细为辨证要点。

（2）加减变化：若兼气虚者，加人参、黄芪，以补气生血；以血滞为主者，加桃仁、红花，白芍易为赤芍，以加强活血祛瘀之力；血虚有寒者，加肉桂、炮姜、吴萸，以温通血脉；血虚有热者，加黄芩、丹皮，熟地易为生地，以清热凉血；妊娠胎漏者，加阿胶、艾叶，以止血安胎。

（3）现代运用：本方常用于妇女月经不调、胎产疾病、荨麻疹以及过敏性紫癜等属营血虚滞者。

2. 血府逐瘀汤（《医林改错》）

【组成】当归10 g，生地黄10 g，桃仁12 g，红花10 g，枳壳6 g，赤芍6 g，柴胡3 g，甘草3 g，桔梗5 g，川芎5 g，牛膝10 g。

【功效】活血祛瘀，行气止痛。

【说明】本方治疗胸中瘀阻兼有气滞之证。方中当归、桃仁、红花活血祛瘀，为主药；川芎、赤芍协助主药增强活血之力，是为辅药；生地配当归养血和血，牛膝补肝肾而通血脉，柴胡、枳壳、桔梗疏畅胸中气滞，使气行则血行，均为佐药；甘草调和诸药为使。

（1）辨证要点：临床应用以胸痛，头痛，痛有定处，舌黯红或有瘀斑，脉涩或弦紧为辨证要点。

（2）加减变化：若瘀痛入络，可加全蝎、穿山甲、地龙、三棱、莪术等以破血通络止痛；气机郁滞较重，加川楝子、香附、青皮等以疏肝理气止痛；血瘀经闭、痛经者，可用本方去桔梗，加香附、益母草、泽兰等以活血调经止痛；胁下有痞块，属血瘀者，可酌加丹参、郁金、䗪虫、水蛭等以活血破瘀，消痞化滞。

（3）现代应用：本方常用于冠心病心绞痛、风湿性心脏病、胸部挫伤及肋软骨炎之胸痛，以及脑血栓形成、高血压、高脂血症、血栓闭塞性脉管炎、神经官能症、脑震荡后遗症之头痛、头晕等属瘀阻气滞者。

3.黄土汤（《金匮要略》）

【组成】甘草、干地黄、白术、熟附子、阿胶、黄芩各 10 g，灶心黄土 30 g。

【功效】温阳健脾，养血止血。

【说明】本方主治脾气虚寒所致的大便下血，及吐血，衄血，妇人血崩，血色黯淡，四肢不温，面色萎黄，舌淡苔白，脉沉细无力等。方中灶心黄土有温中、涩肠、止血的作用，为主药；白术、附子温阳健脾，地黄、阿胶养血止血，四药配伍，刚柔相济，均为辅药；黄芩苦能坚阴，寒能清热，为反药；甘草和调诸药，温中补虚，为使药。

（1）辨证要点：临床应用以血色黯淡，舌淡苔白，脉沉细无力为辨证要点。

（2）加减变化：出血多者，酌加三七、白及等以止血；若气虚甚者，可加人参以益气摄血；胃纳较差者，阿胶可改为阿胶珠，以减其滋腻之性。脾胃虚寒较甚者，可加炮姜炭以温中止血。方中灶心黄土缺时，可以赤石脂代之。

（3）现代运用：本方常用于消化道出血及功能性子宫出血等属脾阳不足者。

4.补阳还五汤（《医林改错》）

【组成】生黄芪 120 g，当归 6 g，赤芍 5 g，地龙、川芎、红花、桃仁各 3 g。

【功效】补气，活血，通络。

【说明】本方原治中风之气虚血瘀证。半身不遂，口眼㖞斜，语言謇涩，口角流涎，小便频数或遗尿失禁，舌黯淡，苔白，脉缓无力。重用生黄芪，补益元气，意在气旺则血行，瘀去络通，为君药；当归尾活血通络而不伤血，用为臣药；赤芍、川芎、桃仁、红花协同当归尾以活血祛瘀，地龙通经活络，力专善走，周行全身，以行药力，为佐药。

（1）辨证要点：临床应用以半身不遂，口眼㖞斜，舌黯淡，苔白，脉缓无力为辨证要点。

（2）加减变化：本方生黄芪用量独重，但开始可先用小量（一般从 30～60 g 开始），效果不明显时，再逐渐增加。原方活血祛瘀药用量较轻，使用时，可根据病情适当加大。若半身不遂以上肢为主者，可加桑枝、桂枝以引药上行，温经通络；下肢为主者，加牛膝、杜仲以引药下行，补益肝肾；日久效果不显著者，加水蛭、虻虫以破瘀通络；语言不利者，加石菖蒲、郁金、远志等以化痰开窍；口眼㖞斜者，可合用牵正散以化痰通络；痰多者，加制半夏、天竺黄以化痰；偏寒者，加熟附子以温阳散寒；脾胃虚弱者，加党参、白术以补气健脾。

（3）现代运用：本方常用于脑血管意外后遗症、冠心病、小儿麻痹后遗症，以及其他原因引起的偏瘫、截瘫，或单侧上肢或下肢痿软等属气虚血瘀者。

（八）和解类

1. 温胆汤（《备急千金要方》）

【组成】半夏、竹茹、枳实各 60 g，橘皮 90 g，生姜 120 g，甘草 30 g。为粗末，每服 10～15 g，水煎服。也可作汤剂内服。

【功效】清胆和胃。

【说明】本方主治胆虚痰热上扰，症见虚烦不寐，胸闷，口苦，呕涎等。方中竹茹、枳实清化胆热，疏理少阳，为主药；半夏、橘皮，和胃、降逆化痰，为辅药；生姜温胃和中，合枳实可和解少阳，合半夏可降逆止呕，为佐药；甘草调和诸药，益气补虚，为使药。诸药合用，对胆经有热，胃中有寒，痰浊困阻中焦者有良好疗效。《六因条辨》加黄连名黄连温胆汤，为清化痰热之剂。

（1）辨证要点：临床应用以心烦不寐，眩悸呕恶，苔白腻，脉弦滑为辨证要点。

（2）加减变化：若心热烦甚者，加黄连、山栀、豆豉以清热除烦；失眠者，加琥珀粉、远志以宁心安神；惊悸者，加珍珠母、生牡蛎、生龙齿以重镇定惊；呕吐呃逆者，酌加苏叶或苏梗、枇杷叶、旋覆花以降逆止呕；眩晕，可加天麻、钩藤以平肝息风；癫痫抽搐，可加胆星、钩藤、全蝎以息风止痉。

（3）现代运用：本方常用于神经官能症、急慢性胃炎、消化性溃疡、慢性支气管炎、梅尼埃病、更年期综合征、癫痫等属胆郁痰扰者。

2. 半夏泻心汤（《伤寒论》）

【组成】制半夏 12 g，黄芩 10 g，干姜 10 g，党参 10 g，黄连 3 g，炙甘草 6 g，大枣 4 枚。

【功效】和胃降逆，开结除痞。

【说明】本方原治小柴胡证因误下而成的痞证，病机为寒热互结，上下不通，虚实错杂。方中重用半夏和胃消痞，降逆止呕，为主药；辅以干姜助半夏辛开散结以和阴，黄连、黄芩苦降泄热以和阳；佐以党参补虚；使以甘草、大枣扶正以祛邪，协调诸药。全方寒热并用，补泻同施，苦辛开降，对中焦寒热互结的痞证呕逆诸症有较好疗效。

（1）辨证要点：临床应用以心下痞满，呕吐泻利，苔腻微黄为辨证要点。

（2）加减变化：湿热蕴积中焦，呕甚而痞，中气不虚，或舌苔厚腻者，可去人参、甘草、大枣、干姜，加枳实、生姜以下气消痞止呕。

（3）现代运用：本方常用于急慢性胃肠炎、慢性结肠炎、慢性肝炎、早期肝硬化等属中气虚弱，寒热互结者。

3. 小柴胡汤（《伤寒论》）

【组成】柴胡 24 g，黄芩 9 g，人参 9 g，炙甘草 9 g，半夏 9 g，生姜 9 g，大枣 10 g。

【功效】和解少阳。

【说明】本方可用于伤寒少阳证，症见往来寒热，胸胁苦满，默默不欲饮食，心烦喜呕，口苦，咽干，目眩，舌苔薄白，脉弦者；可用于热入血室证，症见妇人伤寒，经水适断，寒热发作有时；也可用于黄疸、疟疾以及内伤杂病而见少阳证者。

（1）辨证要点：临床应用以往来寒热，胸胁苦满，默默不欲饮食，心烦喜呕，口苦，咽干，苔白，脉弦为辨证要点。临床上只要抓住前四者中的一二主证，便可用本方治疗，不必待其证候悉具。正如《伤寒论》所说："伤寒中风，有柴胡证，但见一证便是，不必悉具。"

（2）加减变化：若胸中烦而不呕，为热聚于胸，去半夏、人参，加瓜蒌清热理气宽胸；渴者，是热伤津液，去半夏，加天花粉止渴生津；腹中痛，是肝气乘脾，宜去黄芩，加芍药柔肝缓急止痛；胁下痞硬，是气滞痰郁，去大枣，加牡蛎软坚散结；心下悸，小便不利，是水气凌心，宜去黄芩，加茯苓利水宁心；不渴，外有微热，是表邪仍在，宜去人参，加桂枝解表；咳者，是素有肺寒留饮，宜去人参、大枣、生姜，加五味子、干姜温肺止咳。

（3）现代运用：本方常用于感冒、流行性感冒、疟疾、慢性肝炎、肝硬化、急慢性胆囊炎、胆结石、急性胰腺炎、胸膜炎、中耳炎、产褥热、急性乳腺炎、睾丸炎、胆汁反流性胃炎、胃溃疡等属邪踞少阳，胆胃不和者。

（九）补益类

1.四君子汤（《太平惠民和剂局方》）

【组成】党参、白术、茯苓、炙甘草各等分，研为细末，每服6～10 g，水煎服，近代多作汤剂内服。

【功效】健脾，益气，化湿。

【说明】本方为治疗脾胃气虚的代表方剂。脾虚则运化无力，水湿内生，故症见面色萎黄，言语轻微，食少便溏，四肢无力，脉缓弱等。方中党参甘温，扶脾益胃，补益中气，为主药；白术苦温，健脾燥湿，扶助运化，为辅药；茯苓甘淡，合白术以健脾渗湿，为佐药；炙甘草甘温和中，为使药。诸药合用，功专健脾、益气、化湿。

（1）辨证要点：临床应用以面白食少，气短乏力，舌淡苔白，脉虚弱为辨证要点。

（2）加减变化：若呕吐者，加半夏以降逆止呕；胸膈痞满者，加枳壳、陈皮以行气宽胸；心悸失眠者，加酸枣仁以宁心安神；兼畏寒肢冷、脘腹疼痛者，加干姜、附子以温中祛寒。

（3）现代运用：本方常用于慢性胃炎、胃及十二指肠溃疡等证属脾气虚者。

2. 补中益气汤（《脾胃论》）

【组成】黄芪 15 g，党参 12 g，白术 12 g，当归 10 g，陈皮 3 g，升麻 3 g，柴胡 3 g。

【功效】健脾，益气，升阳。

【说明】本方主要用治脾胃气虚，中气下陷之证。症见少气懒言，饮食无味，久泻久痢，或身热有汗，渴喜热饮；或脱肛、子宫下垂；而舌嫩色淡，脉虚大者。方中黄芪补中益气，升阳固表，为主药；党参、白术、炙甘草健脾益胃，为辅药；陈皮理气和中，当归补血和营，为佐药；升麻、柴胡引中气上行，是为使药。

（1）辨证要点：临床应用以体倦乏力，少气懒言，面色萎黄，脉虚软无力为辨证要点。

（2）加减变化：若兼腹中痛者，加白芍以柔肝止痛；头痛者，加蔓荆子、川芎以活络止痛；头顶痛者，加藁本、细辛以疏风止痛；咳嗽者，加五味子、麦冬以敛肺止咳；兼气滞者，加木香、枳壳以理气解郁。本方也可用于虚人感冒，加苏叶少许以增辛散之力。

（3）现代运用：本方常用于内脏下垂、久泻、久痢、脱肛、重症肌无力、乳糜尿、慢性肝炎等；妇科之子宫脱垂、妊娠及产后癃闭、胎动不安、月经过多；眼科之眼睑下垂、麻痹性斜视等属脾胃气虚或中气下陷者。

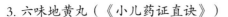

3. 六味地黄丸（《小儿药证直诀》）

【组成】熟地黄 240 g，山药 120 g，山萸肉 120 g，茯苓 90 g，泽泻 90 g，丹皮 90 g。蜜丸，每服 10 g。也可作汤剂内服。

【功效】滋补肝肾。

【说明】本方为滋补肾阴的代表方剂，主治阴虚内热所致的腰膝酸软，头目眩晕，耳鸣耳聋，盗汗遗精，或骨蒸潮热，或手足心热，或消渴，而舌红苔少，脉细数等。方中熟地黄滋肾填精，为主药；山萸肉养肝涩精，山药补脾固精，共为辅药；泽泻清泄肾火，并防熟地之腻；丹皮清泄肝火，并制山萸肉之温；茯苓淡渗脾湿，以助山药之健运，共为佐使。诸药相合，补中有泻，寓泻于补，为通补开合之剂，可肝、肾、脾三阴并补，滋阴而不助邪，为临床滋阴补肾的基础方剂。

（1）辨证要点：临床应用以腰膝酸软，头晕目眩，口燥咽干，舌红少苔，脉沉细数为辨证要点。

（2）加减变化：若虚火明显者，加知母、玄参、黄柏等以加强清热降火之功；兼脾虚气滞者，加白术、砂仁、陈皮等以健脾和胃。

（3）现代运用：本方常用于慢性肾炎、高血压、糖尿病、肺结核、肾结核、甲状腺功能亢进、中心性视网膜炎及无排卵性功能性子宫出血、更年期综合征等属肾阴虚弱为主者。

4. 肾气丸（《金匮要略》）

【组成】干地黄 24 g，山药 12 g，山茱萸 12 g，泽泻 9 g，茯苓 9 g，丹皮 9 g，桂枝 3 g，炮附子 3 g。为末，炼蜜为丸，每次 10 g。也可作汤剂内服。

【功效】温补肾阳。

【说明】本方乃温阳补肾的代表方剂。主治肾阳不足所致的腰膝酸软，身半以下常有冷感，小便不利或小便反多，以及痰饮、脚气、消渴等症。方中附子、桂枝温肾化气，为主药；但阳虚多在阴虚的基础上发生，"善补阳者，必于阴中求阳"，故以六味地黄丸滋补肾水，以为辅佐。诸药相合，使阳生阴长，肾气自充。

但从本方组成来看，桂、附之剂远远小于滋阴之量，故有人认为此方"不在补火，而在微微生火，即生肾气也"。

（1）辨证要点：临床应用以腰痛脚软，小便不利或反多，舌淡而胖，脉虚弱而尺部沉细为辨证要点。

（2）加减变化：方中干地黄，现多用熟地；桂枝改用肉桂，如此效果更好；若夜尿多者，宜肾气丸加五味子；小便数多，色白体羸，为真阳亏虚，宜加补骨脂、鹿茸等，加强温阳之力；若用于阳痿，证属命门火衰者，酌加淫羊藿、补骨脂、巴戟天等以助壮阳起痿之力。

（3）现代运用：本方常用于慢性肾炎、糖尿病、醛固酮增多症、甲状腺功能低下、神经衰弱、肾上腺皮质功能减退、慢性支气管哮喘、更年期综合征等属肾阳不足者。

（韩文兵）